Psoriatic Arthritis : the Facts

Dafna D. Gladman MD, FRCPC
Professor of Medicine, University of Toronto;
Senior Scientist, Toronto Western Research Institute;
University Health Network, Toronto Western Hospital,
Toronto, Ontario, Canada

Vinod Chandran MBBS, MD, DM
Clinical Research Fellow, University of Toronto;
Centre for Prognosis Studies in the Rheumatic Diseases;
University Health Network, Toronto Western Hospital,
Toronto, Ontario, Canada

©Oxford University Press 2009

"Psoriatic Arthritis : the Facts" was originally published in English in 2009. This translation is published by arrangement with Oxford University Press. First published 2009.

Japanese translation copyright 2009 by Shinko Igaku Shuppansha. All right reserved.

【監修者序文】

　私は1999年6月に線維筋痛症のホームページを公開した。その後，全身広範囲の疼痛症状を訴える多くの患者が私の病院を受診した。この10年間に私が初診した広範囲疼痛を訴える患者実数は2000例を超える。

　他県など遠方から受診する患者のほとんどは線維筋痛症の単独発症ではなく，脊椎関節炎を根底に有する患者が多い。多くは地元の医師達から充分な説明を受けておらず，涙ながらにたどり着いたというのが実態である。最近は全国の先生方のご努力により，脊椎関節炎の精査，あるいは脊椎関節炎の治療方法について相談を受けるケースも増えている。10年前と比べて，脊椎関節炎に対する医療状況は確実に進歩していると確信できる。

　the FACTSシリーズのAnkylosing Spondylitis（強直性脊椎炎）を知ったのは2003年頃であった。当時，患者に病状を説明する際，この原書の絵を見せて説明したことを覚えている。リウマチ科の初診患者の中に強直性脊椎炎を含む脊椎関節炎の症例が数多く見られることに気づいたが，患者に説明する日本語の本がないことを残念に思っていた。脊椎関節炎の初診患者で英語に携わる仕事をしている患者さんには，この英文の原書the FACTS Ankylosing Spondylitisを紹介した。いつか翻訳者が見つからないかという淡い期待を持って日々の診療を続けていたのである。

　その希望が単なる夢でなくなったのが，2008年1月のことであった。元英語教師でもあり，現在も英語にかかわる仕事をしている田島彰子さんが患者として，私の外来に登場したのである。彼女自身の意志によりその本が翻訳され，出版された。

　その出版が済んで，数ヵ月もたたないうちに彼女にまた驚かされた。the FACTSシリーズの乾癬性関節炎も訳したというのである。出版社も引き続いて協力してくださった。

　今度は本の内容の斬新さに驚くことになった。著者であるトロント大学Dafna Gladman教授は1978年にトロント大学乾癬性関節炎クリニックを設置し，大規模な乾癬性関節炎の縦断的コホート観察を行った。そして，乾癬・乾癬性関節炎国際研究グループ（GRAPPA）を設立した。その多国籍グループは皮膚科医とリウマチ医が学際的に交流する組織であり，基礎

医学と臨床医学の両面から調査を行い，分類基準を発表した。CASPAR（ClAS sification of Psoriatic Arthritis）基準である。CASPAR基準は遺伝学的に細部の検討を行い，統計学的に妥当性が検討されている。CASPAR基準を使うと，乾癬がなくとも家族歴あるいは既往歴を確認することによって診断できるというのが核心である。

　特に患者の乾癬既往歴，あるいは乾癬の家族歴でも，乾癬性関節炎の診断に到達できるという点，また，爪病変，あるいは屈側部乾癬など普段気づかれにくい部位の病変についても詳述されており，皮膚科以外の医師にとってもたいへん参考になる。

　治療面では21世紀に花開いた生物学的製剤の記述は圧巻である。現在，日本国内で使用許可のないものもあるが，今後，これらの薬剤に期待したいものである。

　この著書は患者，あるいはコメディカルを対象に書かれているが，医師，とりわけリウマチ専門医にとっても斬新で，核心にせまる内容が書かれている。強直性脊椎炎，未分化型脊椎関節炎の診断と治療が充分に行われていない我が国のリウマチ科の状況であるが，乾癬性関節炎の診断と治療を進めるうえにも一段と強力なツールを手にすることになった。

　多くのリウマチ専門医，および，皮膚科医がこの著書を手にされ，この疾患で苦しむ患者達が一日も早く回復されることを祈る。

2010年2月27日

監修者　　浦野房三

目　　次

第1章　乾癬性関節炎とは何か ………………………………… 1
第2章　乾癬と乾癬性関節炎の関係 …………………………… 11
第3章　乾癬性関節炎とその他の脊椎関節炎 ………………… 19
第4章　乾癬性関節炎の原因は何か …………………………… 24
第5章　乾癬性関節炎の臨床的特徴 …………………………… 32
第6章　乾癬性関節炎の放射線学的特徴 ……………………… 45
第7章　乾癬性関節炎の診断方法 ……………………………… 54
第8章　機能的，精神的な影響 ………………………………… 61
第9章　非薬物療法 ……………………………………………… 68
第10章　薬物療法 ………………………………………………… 73
第11章　乾癬性関節炎における外科手術 ……………………… 85
第12章　チーム医療 ……………………………………………… 94
第13章　トロント大学乾癬性関節炎クリニックからの知見 ………… 100
第14章　国際協力 ………………………………………………… 119
第15章　乾癬性関節炎の患者に対する現在の見通し ………… 129
付録1　乾癬性関節炎の組織 …………………………………… 133
付録2　用語解説 ………………………………………………… 145
索引 ………………………………………………………………… 151

第 1 章　乾癬性関節炎とは何か

> **→ キーポイント**
> - 乾癬は慢性炎症性の皮膚疾患である。
> - 乾癬性関節炎は乾癬患者に発症する炎症性関節炎である。
> - 乾癬性関節炎は乾癬患者の 10～30％に発症する。
> - 乾癬性関節炎は末梢と脊椎の関節に罹患する。
> - CASPER 基準は診断に有効である。

　乾癬は，頭皮と同様に肘や膝の伸筋の表面に紅斑としてよく現れる慢性炎症性の皮膚症状である（図 1-1）。乾癬の患者には特有の爪病変もよく現れる（図 1-2）。

1. 歴史的な観点

　乾癬患者にある種の関節炎が発症することは，19 世紀になって初めて注目されたが，疾患の痕跡は，ユダヤ砂漠で考古学的に発掘されたものの中に認められていた。疾患の起源はそれよりもさらに以前までさかのぼる。Baron Aliberti が乾癬と関節炎の関係を最初に著述している（表 1-1）。19 世紀の後期に，数名のフランス人医師が，乾癬患者にある種の関節炎が存在することを確認した。しかしその後長年にわたり，「乾癬と関連がある関節炎は，当時，主な炎症性関節炎として知られていた関節リウマチの一種であろう」と多くの研究者に考えられていた。乾癬性関節炎の患者の大多数は，リウマトイド因子が陰性であることが判明し，最終的に乾癬性関節炎と関節リウマチは異なる疾患であると認識されるようになった。リウ

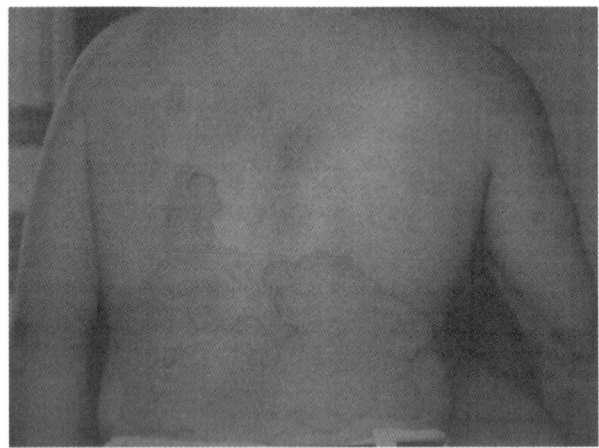

図1-1

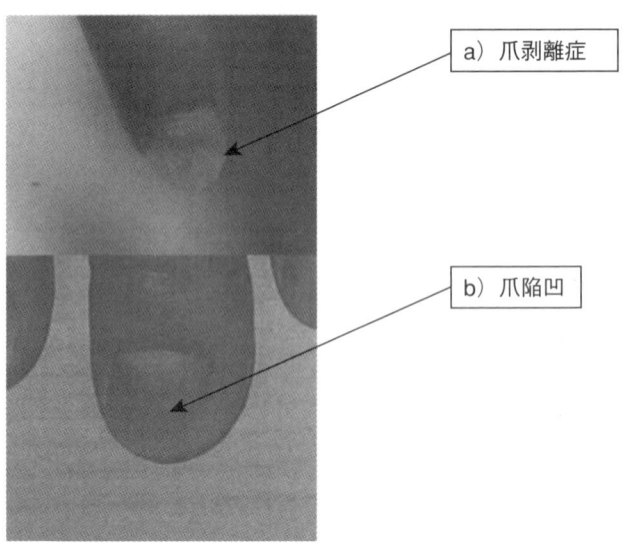

a) 爪剥離症

b) 爪陥凹

図1-2

表1-1　乾癬性関節炎の歴史

1818年	Baron Jean Luis Alibertiが乾癬と関節炎の関係を著述した。
1860年	Pierre Bazinが「関節炎性乾癬」という用語を使った。
1888年	Charles Bourdillonが「乾癬と関節炎」というタイトルの博士論文を書いた。
1937年	JeghersとRobinsonが「乾癬性関節炎は独自の病態である」と主張した。
1939年	Bauerは「これらの患者が明確な疾患に罹患していると見なす正当な理由はほとんどない」と記述した。
1951年	VilanovaとPinolが乾癬性関節炎と記述した。
1956年	Wrightが乾癬と関節炎について報告した。
1958年	Costとその同僚が乾癬性関節炎の患者の長期経過について報告した。
1959年	Wrightが乾癬性関節炎と関節リウマチを比較した。
1964年	米国リウマチ協会（ARA）が乾癬性関節炎を独自の病態として承認した。

マトイド因子とは1948年に発見された検査のことで，関節リウマチでは患者の約85％が陽性を示すのに対し，乾癬性関節炎の患者では15％以下である。リウマトイド因子が陰性の患者は，"血清反応陰性"と言われる。

 俗　説

乾癬性関節炎は，乾癬患者に偶然に発症する炎症性関節炎である。

 事　実

乾癬性関節炎は，乾癬患者にはよく発症する特有の炎症性関節炎である。

それゆえ，英国のリーズでVerna Wright教授とJohn Moll医師が，乾癬性関節炎のさまざまな症状を正確に記述することで，乾癬性関節炎がそれ自体独自の疾患として真実受け入れられたのは，ほんの20世紀後半のこ

とである．乾癬性関節炎はMollとWrightによって，通常はリウマトイド因子が陰性を示す乾癬と関連がある炎症性関節炎として定義された．1964年，ついに乾癬性関節炎は米国リウマチ学会（当時協会）から独自の認定を受けた．

2. 疫学的証拠

乾癬患者における関節炎の発生率は，人口の中で通常予測されているものを上回り，増加しているという大きな証拠がある（図1-3）。一般の人における炎症性関節炎の有病率が，3〜5％である一方，乾癬患者では10〜30％に増加する．さらに，一般の人における乾癬の頻度は2〜3％と見積もられているが，関節炎患者における乾癬の頻度は少なくとも7％で

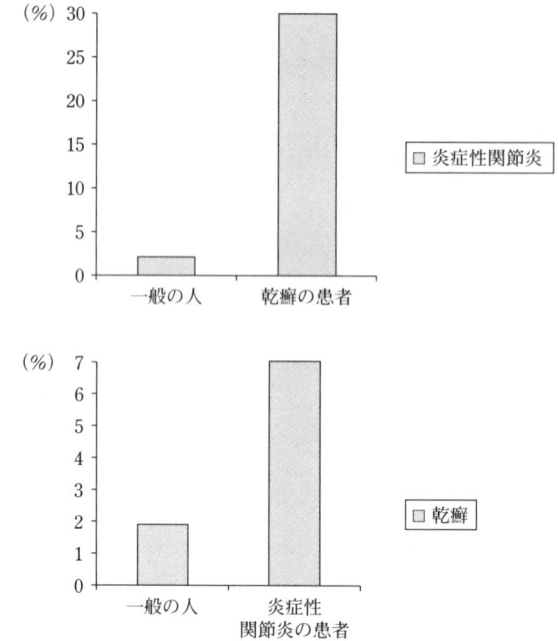

図1-3　乾癬と関節炎の有病率

ある。フランス発の最近の研究では、この7％という頻度と比較して、関節炎患者の18％程度に乾癬がみられることが示されている。

 俗　説
乾癬性関節炎は珍しい疾患である。

 事　実
乾癬性関節炎は、以前考えられていたものよりもかなりありふれた疾患である可能性が高く、人口の0.25～0.5％に発症する。

　過去数年にわたって、乾癬性関節炎の有病率を決定するために多くの研究が実施されてきた。しかしそれぞれで異なる症例の定義や症例の確認が設定されたため、結果は0.001％と1.5％の間と見積もられ、幅が大きい結果となった（**表1-2**）。同様に乾癬患者における乾癬性関節炎の有病率は、6～42％の間とさまざまである。再びその多様性は、症例の定義や症例を確認するために使用された方法によって異なっている。この問題に注目する最良の研究によって、乾癬患者の約30％は乾癬性関節炎に進行するという事実が明らかになった。通常見積もられている一般の人における乾癬の有病率が2～3％であることから、一般の人における乾癬性関節

表1-2　乾癬性関節炎の有病率

研究対象の母集団	研究のタイプ	有病率（％）
フェロー諸島	住民調査に基づく	1.5
ロチェスター・USA	住民調査に基づく	0.1
日本	病院への紹介	0.001
北西ギリシャ	住民調査	0.57
クィーンズランド州・オーストラリア	原住民の調査	1.5

炎の有病率は，0.6～1％の間とするのが適切である。

3. 乾癬性関節炎の症状発現

　乾癬性関節炎の患者は長時間座った後とか，睡眠などの同一姿勢を続けた後で悪化する関節痛やこわばりに悩まされる。多くの患者は夜間関節痛のために覚醒する。罹患関節は腫れ，変色し，熱を持つこともある。関節痛，こわばり，腫脹は，運動によって改善することが多い。あらゆる関節に罹患する可能性がある。かかりやすい部位は足，手，膝，足首，肩で，あまり罹患しない部位は股関節である。これらの関節は通常末梢関節と言われている。乾癬性関節炎における典型的な臨床的特徴は，手足の指などの末端の関節（遠位関節）への罹患と，体の関節の片側だけに罹患し，もう片側には罹患しない非対称性の分布である。関節の炎症が治療されずに放置されると，変形を導く関節の破壊を引き起こすことになる。乾癬性関節炎においては，関節は全体的に癒合し動かなくなるか，極端に緩み，動揺関節となることがある。

　乾癬性関節炎の患者の約半数に，背骨（脊椎）の関節炎がみられる。この型は脊椎炎と呼ばれる。脊椎炎もまた同一姿勢を続けた後で悪化し，運動によって改善される痛みとこわばりを引き起こす。患者はベッドから起きあがり，歩き回るか，シャワーを浴びると改善する夜間の痛みに苦しめられる。起床時の背部痛はしばしば動き回ることで改善し，安静によって再発する。頸部，背部，腰部，仙腸関節と呼ばれる骨盤の関節を含む背骨のすべての部位に罹患する場合がある。脊椎炎は背骨の変形や運動制限に進行することがある。最終的には背骨が曲がり，いちじるしい頸部の運動制限に至る患者もいる。脊椎疾患は，乾癬性関節炎の経過の後期に現れることが多い。

4. 乾癬性関節炎におけるその他の特徴

　乾癬性関節炎に関連した末梢関節炎や脊椎疾患に加えて，この症状の患者には指全体が腫れるか指炎の症状が発現する。この症状は乾癬性関節炎

の患者の半数に現れる。手の指より足の指のほうがかかりやすいが、あらゆる指に罹患する可能性があり、同時に数ヵ所の指が侵される患者もいる。腫れた指はひどく痛み、動きが制限されるようになる。指炎の急性疼痛は特別な治療をしなくても治ることがあるが、手足の指の腫脹は慢性化し、動きが制限される場合もある。手足の指の正常な動きを保つために、指炎には早期の治療が肝要である。

　乾癬性関節炎におけるもう一つの典型的特徴は付着部炎、すなわち骨に腱が接合する部位の炎症である。付着部炎は患者の約40％に発症する。付着部炎が最も好発する部位は、かかとの後ろのアキレス腱である。かかとの底部の足底腱膜もよく侵される部位である。

　乾癬性関節炎の皮膚や関節症状の他に、関節外症状と呼ばれる臨床的特徴が現れることもある。これらの中には虹彩炎あるいはぶどう膜炎という眼の炎症と共に、口の渇きが含まれる。眼に関しては、充血、光を見ると痛む、視界が霞むなどの症状が現れる。排尿時に痛みが生じる尿道炎に悩まされる患者もいる。時々炎症性腸疾患に進行する下痢症状が現れる患者もいる。

5. 乾癬を伴わない乾癬性関節炎

　乾癬性関節炎は乾癬患者の中に最も頻発するが、臨床像がはっきりすれば、乾癬が見つかる前に診断することが可能となってきた。現在乾癬性関節炎の約15％の患者は、乾癬が発症する前に関節炎に進行することがわかっている。診断は乾癬性関節炎の典型的な臨床的特徴に基づいて行うことができる。乾癬はみられないのに、これらの典型的な特徴が現れた患者には、乾癬の親族がいる場合が多く、容易に診断することができる。

6. 乾癬性関節炎の型

　乾癬性関節炎には非常に多様な症状があることが現在明らかになっている。軽症の付着部炎だけが現れる患者もいれば、すべての関節が侵される重症の破壊的関節炎が現れる患者もいる。MollとWrightは異なる5つの

パターンを示した（表1-3）。これらのパターンは，ほとんどの乾癬性関節炎の患者の長期経過でみられるものである。

1. 遠位指節間関節と呼ばれる手足の指の末端関節に主な症状が現れる。このパターンは遠位関節型で，患者の5％以下と記述されている。
2. 4ヵ所以下の関節が侵されるパターンは，少数関節型と呼ばれる。この少数関節型は，非対称性の分布（片方の関節だけで，もう片方には現れない関節炎）という形で発現する場合が多く，疾患発症時に多くみられる。
3. 乾癬性関節炎の少なくとも半数には，多発関節型として知られている5ヵ所以上の関節に症状がみられる。このパターンは関節炎の数が増えるに従い，かなり対称的になることが明らかになっているが，非対称性の分布である場合が多い。
4. 乾癬性関節炎の4番目のパターンは，背部または脊椎炎型である。末梢関節炎がみられない脊椎炎の単独発症は珍しく，乾癬性関節炎の患者の中では2〜4％である。しかし末梢関節炎の患者の50％には，脊椎炎との関連がみられる。乾癬性脊椎炎の患者は痛みを訴えない（無症状の）こともあり，X線画像によってのみ確認される場合もある。それ以外の脊椎炎の患者は，脊椎のいちじるしい変形を伴う非常に衰弱の激しい病態に進行することもある。
5. 5番目のパターンはムチランス型（破壊型）関節炎と呼ばれ，5章で詳しく述べる。

過去20〜30年の間に，これらのパターンは初期のうちは有効であっても，進行してくると長年の内に乾癬性関節炎のパターンが変化することも

表1-3　乾癬性関節炎のパターン

遠位関節型	主に手足の指の遠位関節の罹患。
少数関節型	末梢関節の4ヵ所以下の罹患。
多発関節型	5ヵ所以上の末梢関節の罹患。
脊椎炎型	主に脊椎関節の罹患。
ムチランス型	関節炎の破壊型。

あり，役に立たないということが判明してきた。したがって最初に遠位の関節疾患が現れていた患者に，手や足の基底部の関節に関節炎が現れ，そのため単なる遠位関節型ではもはや当てはまらないか，それらが脊椎炎に進行する可能性もある。一方，最初に多発性の症状が発現していた患者が改善し，少数関節型に当てはまるような少数の関節の罹患にとどまる場合もある。

7. 乾癬性関節炎を診断すること

　乾癬性関節炎の診断には，リウマチ医による慎重な評価が必要である。リウマチ医は通常詳細な問診の後で，詳しい診察を行う。脊椎疾患，指炎，付着部炎の存在と同時に，罹患関節や炎症の程度を特定するための入念な関節の診察と，全身の診察が必要になる。診察に続いて，臨床検査が行われる。臨床検査で乾癬性関節炎と関連がある特有の異常は存在しないが，これらの検査は他の型の関節炎を除外する目的で行われる場合が多く，また，投薬の前に肝機能や腎機能の検査で初期の値を確かめるために実施される。

　X線写真は診断を確定し，将来における病気進行のベースラインを得たり，薬の効果を確認するために行われる。臨床像と同様に，X線は罹患部位や罹患パターンを特定できる可能性があり，破壊による変化が現れた場合には，関節の骨強直や他の全体的な破壊などの乾癬性関節炎の典型的な変性を特定することもできる。まだ背部痛には悩まされていない患者でも，仙腸関節炎や靱帯棘の発現が正確な診断に役立つことが多いため，脊椎のX線写真は特に重要である。

8. 診断基準

　最近まで，乾癬性関節炎の分類あるいは診断のために広く認められた基準は存在していなかった。しかし2006年に国際的な研究が終了し，乾癬性関節炎分類基準（ClaSsification of Psoriatic ARthritis：CASPAR）が完成した。CASPAR基準は症状を診断するのに便利である。基準に基づいて，

患者に炎症性の関節疾患，炎症性の脊椎疾患，または付着部炎があるなど，臨床的特徴から合計ポイントが3ポイントになると，乾癬性関節炎と分類され診断される（**表13-1**　乾癬性関節炎の分類基準　参照）。それゆえ，患者に現在乾癬がある場合は，2ポイントとなる。現在乾癬はないが，乾癬の病歴があるか第一度近親に乾癬の病歴がある場合は，1ポイントとなる。指炎，爪病変，リウマチ因子陰性，X線上に骨性の反応が現れている場合は，それぞれ1ポイントとなる。これらの基準は乾癬性関節炎の早期に家族単位で検査され，高い感受性と特異性を持つ。それゆえCASPER基準は，乾癬性関節炎の患者の分類あるいは診断にも現在使用されている。この基準はこの疾患の患者における早期発見，早期の治療，関節破壊の防止に貢献するだろう。

第2章　乾癬と乾癬性関節炎の関係

> **キーポイント**
> - 重症の乾癬患者ほど,乾癬性関節炎に進行しやすい。
> - 乾癬性関節炎が発症すると,皮膚疾患の範囲や重症度と関節の症状発現の間に直接的な相関関係は存在しない。
> - 乾癬性関節炎の患者には,関節炎を合併しない乾癬患者より爪病変が現れやすい。

1. 皮膚の乾癬

　乾癬には多種多様な症状発現がみられる。最も一般的な型は,尋常性乾癬と呼ばれている。尋常性乾癬は,赤色調の斑（プラーク）として発現することが多い。局所的であったり,広範囲に及ぶ場合もある。頭皮と同様に,膝や肘の伸筋の表面（図2-1）に最も好発するが,体のどの部位にも発症しうる。乾癬は脇や乳房の下,鼠径部,生殖器部,殿裂などの屈側部位（屈側部乾癬）にもおこる。これらの部位にはしばしば赤色調ではない薄い斑が現れる傾向が高い。多発性の小さな病変が現れる滴状乾癬に進行する患者もいれば,白色面皰に似ていて,手のひらや足の裏に発症することが多いが,時々大変広範囲に膿疱性乾癬が現れる患者もいる。滴状乾癬は,連鎖球菌による上気道感染の後で発症することが多い。

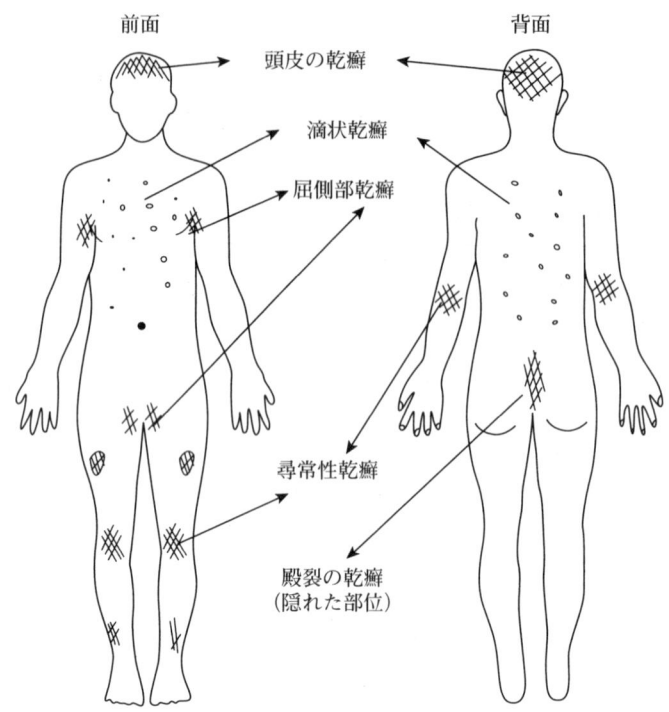

図2-1　乾癬の分布と型

2. 乾癬性の爪病変

　乾癬では爪病変は普通にみられ，爪に小さな湾入（爪陥凹：nail pitting）が現れる。すなわち爪床からの爪の剥離（爪剥離症），爪板の下の薄茶の半透明な斑（油滴状爪：oil drops），爪床の角化症を伴い爪板が厚くなる（爪角化症）（図2-2）などの症状である。その程度は少数の爪の罹患から手足すべての爪までとさまざまである。特に足爪の場合は，時々乾癬性の爪病変と真菌類の感染を区別することが難しい場合がある。

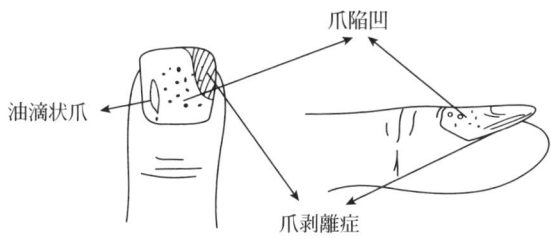

図2-2 乾癬の爪に見られる典型的な変化

3. 診察時の皮膚と関節の症状発現

　乾癬性関節炎の患者の大多数には，関節炎に先行して，あるいは関節炎への進行と同時に皮膚疾患が現れる．しかし皮膚症状の発現と関節症状の発現との関係は，いまだに不明瞭である．乾癬性関節炎の患者の長期経過に関するほとんどの研究では，皮膚の乾癬がわかる前に関節炎を診断される患者は15～20％の間であるとされている．皮膚疾患の発症以前に乾癬性関節炎が現れた患者に関しては，乾癬が見逃されていた可能性がある．患者自身は赤色調の病変を乾癬と認識していない場合が多く，その皮疹を医師に見せずにいる．皮膚病変は窪んだ部位，肛門裂，あるいは患者自身でもすぐに見つけられないような部位に潜んでいる可能性もある．時々乾癬は頭の後ろの生え際や耳の後ろなど，患者にも見ることができない部位だけに発症している場合もある．患者が医師を受診した時，患者には皮膚病変と関節炎の関係についての知識が無く，必ずしも皮膚病変に悩まされてはいない．医師が特に隠れた部位の乾癬性皮膚病変の存在を慎重に検査するために，患者の衣服をすべて脱がさない限り，乾癬という診断は見逃され，乾癬性関節炎の正確な診断には至らないこともあるだろう．

4. 重症の乾癬患者だけに関節炎が発症するのか

　初期の研究レポートによると，乾癬性関節炎は重症の乾癬と関係があることが示唆されている．その報告は乾癬のために入院した患者のわずかな

長期経過のデータに基づいたもので，そこでの乾癬性関節炎の有病率は30％であった。それゆえ患者は乾癬が重症の時に，乾癬が原因で入院したのだから，関節炎は重症な乾癬と関係があると考えられていた。さらに以前の研究レポートでは，乾癬患者の中の乾癬性関節炎の有病率はわずかに7％と示されていたため，入院が必要なほど重症な乾癬患者は，乾癬性関節炎が進行しやすいと思われていた。しかし皮膚科外来でさえ，関節炎の有病率は42％であるということが判明した。さらに乾癬性関節炎の疑いが濃い症状がみられる患者の20％までが，関節炎の発症時に乾癬を発症していないという事実は，乾癬の範囲や重症度と関節炎の進行には直接的な関係はみられないということを示唆している。

5. 国立乾癬財団調査

米国の国立乾癬財団による調査で，乾癬患者における関節炎の有病率は11％であることが判明した。調査の中で，患者は乾癬の範囲について質問を受けた。この調査は乾癬の範囲を表すために患者の乾癬の大きさが，手のひらいくつぶんで表せるかに基づいて行われた。手のひらは通常体表面積の1％に相当すると考えられている。したがって乾癬の病変が手のひら1個分以下だと非常に軽症であり，手のひら10個分以上だと大変重症とみなされる。乾癬の重症度を調べるこの評価に基づくと，乾癬がほとんどみられない患者の乾癬性関節炎の頻度はたった6％であるのに対し，手のひら10個以上の人においては乾癬性関節炎の頻度は56％であった。したがってこの研究は，より広範囲の乾癬を持つ患者は乾癬性関節炎に罹りやすいという説を支持する。しかしヨーロッパで実施された同様の調査では，乾癬患者における関節炎の有病率は30％で，より広範囲の乾癬との関係については述べられていなかった。

 俗　説
乾癬性関節炎は重症の乾癬患者に発症する。

> **! 事実**
> 乾癬の重症度は第一に乾癬性関節炎の進行に関係する可能性はあるが，発症してしまえば，皮膚の重症度と関節の症状発現の間に直接的な関係はみられない。

6. 経過中における皮膚の重症度と関節炎の症状発現

　乾癬性関節炎が診断されれば，関節炎の重症度と皮膚疾患の重症度あるいは分布の間にほとんど相関関係はみられないようである。カナダのトロント発の大規模な前向き調査では，皮膚と関節の再燃に関係が認められたのは患者の3分の1だけであった。無作為化コントロール試験に参加した乾癬性関節炎の患者221名を含む研究の中で，活動関節数（腫脹あるいは圧痛関節の数）によって測定された関節疾患の程度と乾癬範囲と重症度指数（PASI）によって測定された皮膚疾患の重症度の間には相関関係はないことが示された。71名の患者が参加したもう一つの研究では，皮膚と関節疾患の間には全体的には何の関係もないとする一方，皮膚と関節の症状発現が同時に現れた患者においては相関関係がみられることが示唆された。トロントのクリニックでは，活動関節数とPASIスコアの間にも長年相関関係はみられなかった。
　したがって，関節炎の進行における感受性は，乾癬の範囲と関係がある可能性はあるが，関節疾患の重症度と皮膚疾患の重症度には関係はないようであり，その逆も然りである。やはり乾癬性関節炎の患者を治療する場合，医師は皮膚と関節両方の症状発現に注意を払い，両方に効く薬を使ってそれぞれの症状をコントロールするよう努める必要がある。

7. 乾癬性の爪病変と乾癬性関節炎

　爪病変の発現は，乾癬患者における乾癬性関節炎の発現とまさに相関関係がある。しかし前述したようなすべての爪病変が，関節炎のない乾癬の患者と乾癬性関節炎の患者の両方で指摘されているため，爪病変のタイプ

と関節炎の発現には相関関係はみられない。乾癬性関節炎の患者158名と関節炎がない乾癬患者101名を比較した研究によると，2つのグループを鑑別する唯一の臨床的特徴は，爪病変の存在であった。爪病変は関節炎のない乾癬患者の46％に発症したのに対し，乾癬性関節炎の患者においては87％に発症した。爪病変は特に手足の指の末端関節（遠位関節）に関節炎がある患者に多く発症する。実際，乾癬性関節炎の患者の中には爪病変だけで，他の皮膚乾癬の証拠は全くみられない患者もいる。国際的取り組みにより発展してきた乾癬性関節炎の分類基準（CASPAR）では，爪病変があるなら乾癬性の皮膚疾患がなくても，乾癬性関節炎の診断を下すべきとされている。

8. 皮膚と関節の症状発現の関係と皮膚と関節における重症度の関係

乾癬と乾癬性関節炎の関係は，皮膚疾患と関節疾患の程度による4分円（quadrant）を使って表すことができる（図2-3）。その4分円の一つは，

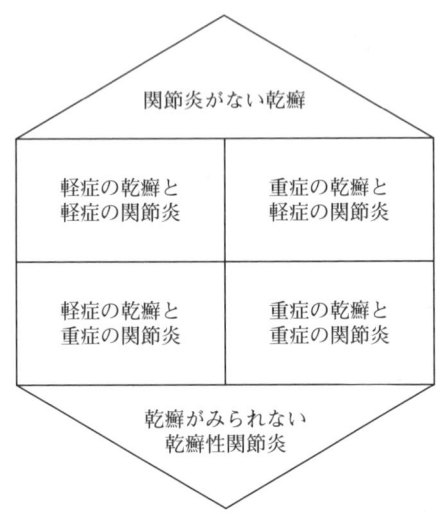

図2-3　乾癬と乾癬性関節炎の関係

非常に軽症の乾癬と軽症の関節炎の患者である。これらの患者は皮膚科医やリウマチ医などの専門医に受診することもあれば，受診しない場合もある。もう1つの4分円は，非常に重症の乾癬であるが，関節炎は軽症の患者である。これらの患者は皮膚科医には受診するが，リウマチ医には受診する場合もあれば，受診しない場合もある。3つ目の4分円は，軽症の乾癬と重症の関節炎の患者である。これらの患者はリウマチ医に受診する傾向が高く，皮膚科医には受診しない可能性がある。最後の4分円は，重症の乾癬と重症の関節炎の患者である。これらの患者はリウマチ医と皮膚科医の両方に最も受診するようになる。この関係の上部に，乾癬はあるが，関節炎は全くない患者を配置し，下部に，関節炎はあるが，乾癬はない患者を配置する。すべての乾癬患者の中で約30％が乾癬性関節炎になることがわかっている。したがって乾癬患者の中の約70％は関節炎に進行することはないだろう。乾癬性関節炎の患者の中で，約15〜20％の人が乾癬になる前に，関節炎になることが判明している。乾癬性関節炎の明確な全体像がつかめないため，4分円の中の正確な関係はいまだに不明である。

 俗 説
乾癬性関節炎は乾癬患者だけに発症する。

 事 実
乾癬性関節炎は乾癬がない患者にも発症することがある。
乾癬は後になって発症することがある。
これらの患者の親族が乾癬の場合もある。

9. まとめ

軽症の乾癬があるすべての患者に乾癬性関節炎の可能性を見極めること

ができる皮膚科医の受診をお勧めする．必要な場合は皮膚科医がリウマチ医に紹介してくれるだろう．同様に患者が乾癬性関節炎であることがわかり，リウマチ医を紹介された場合は，診断を確定し乾癬の管理を手助けしてもらうために，今度は皮膚科医を紹介してもらうべきだろう．皮膚科医とリウマチ医がチームとして共に働くことが可能になった時に限り，我々は乾癬性の皮膚疾患と関節疾患の正確な関係を決定することができるようになるだろう．

第3章　乾癬性関節炎とその他の脊椎関節炎

> **キーポイント**
> - 脊椎関節炎とは，脊椎の罹患や他の特有な特徴を共有する炎症性関節炎症状のグループのことである。
> - 脊椎関節炎は関節リウマチとは異なる。
> - 乾癬性関節炎は臨床的特徴によって区別することができる脊椎関節炎の1つの型である。

　前の二つの章の中でも示したように，乾癬性関節炎は，常に乾癬を伴って発症する'関節炎'とは限らない。その実，乾癬性関節炎は，乾癬の患者に発症する特有の炎症性関節炎である。乾癬性関節炎には，診断に役立つ多くの独特な特徴がある。実際乾癬性関節炎は，乾癬がなくても診断が可能である。

1. 炎症性関節炎と変形性関節症

　関節炎は全体的に，大きく分けて2つの種類に分類することができる—すなわち「炎症性」と「変形性」である（図3-1）。変形性関節症は骨関節症とも呼ばれ，関節炎の最も一般的な型で，関節の'摩耗と断裂'の結果と考えられている。骨関節症は股関節，膝，頸椎や腰椎の関節など体重を支える関節に発症し，このタイプの関節炎は加齢や以前受けた外傷と関係がある。関節炎のもう一つの種類は，炎症性関節炎と呼ばれている。こちらは，刺激物質（因子）によって引き起こされる関節の炎症で，摩耗や断裂が原因というよりは主に関節の内層が侵され，関節に破壊を引き起こ

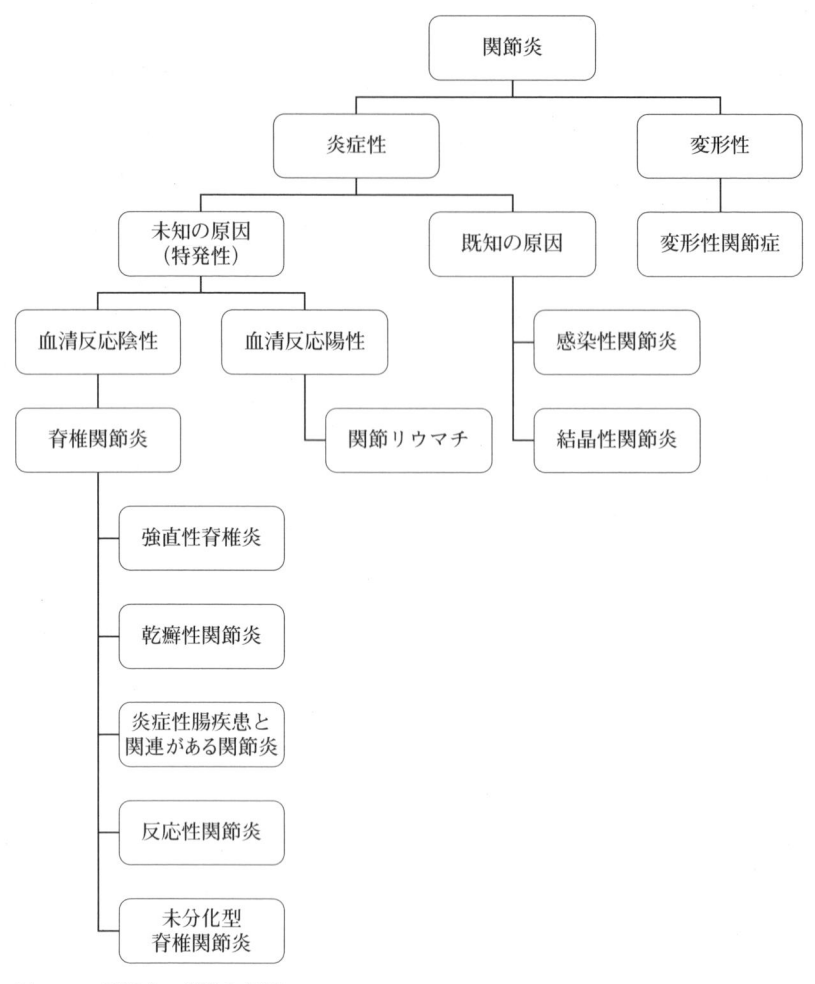

図3-1 関節炎の簡単な分類

す．炎症性関節炎はさらに二つのグループに大別される．すなわち特定の原因（既知の原因）による関節炎と未知の原因によるまたは特発性の関節炎である．関節の炎症は既知の因子によって引き起こされることがある．ウイルスや細菌などの感染性の因子によって引き起こされれば，感染性関節炎と呼ばれる．他の原因には尿酸（痛風）やピロリン酸カルシウム塩

(偽痛風）などの結晶が引き金となる関節炎が含まれる。炎症性関節炎で原因が明確でない場合は，特発性と呼ばれる。遺伝的または環境的な要因が関節の炎症の引き金を引くと考えられている。特発性炎症性関節炎を極端に単純化すれば，「血清反応陽性」と「血清反応陰性」に分類できる。この分類ではリウマトイド因子と呼ばれる血液中のタンパク質の存在が基準となる。リウマトイド因子が陽性の特発性炎症性関節炎のほとんどは，関節リウマチである。このテストでリウマトイド因子が陽性でない人は，血清反応陰性脊椎関節炎である。乾癬性関節炎は，特発性炎症性関節炎の血清反応陰性脊椎関節炎に属する。

2. 血清反応陰性脊椎関節炎

　血清反応陰性脊椎関節炎とは，1948年にリウマトイド因子が発見された後，最初に関節リウマチと区別された炎症性疾患と密接な関係があるグループのことである。しかし関節リウマチとは重大な臨床的差異がある。この種の関節炎のさらなる分類は，HLA-B27と呼ばれる遺伝子の発見の後で可能になった。ほとんどの関節リウマチの患者がリウマトイド因子で陽性を示すように，血清反応陰性脊椎関節炎の患者はHLA-B27の検査が陽性になる。それゆえ臨床的評価と密接な関連があるこれらの検査は，医師が関節リウマチと血清反応陰性脊椎関節炎を鑑別するのに役立つ。しかしこれらの検査自体は診断的ではない。

　多くの関節症状は，血清反応陰性脊椎関節炎の部類に属する。その中には強直性脊椎炎，乾癬性関節炎，反応性関節炎，炎症性腸疾患と関連がある関節炎，早期（若年性）脊椎関節炎，未分化型脊椎関節炎が含まれる。これらの関節症状は関節リウマチと区別される一連の一般的特徴を持っているとして分類される。

　背部と頸部の関節の炎症（軸性関節炎）は，血清反応陰性脊椎関節炎の典型的な特徴である。罹患する軸性関節は，仙腸関節（仙骨と腸骨の間の関節）と腰椎，胸椎，頸椎にあるそれぞれの椎体の間の関節である。炎症性の背部痛は，軸性炎症性関節炎（脊椎関節炎）の特徴的な症状である。この症状は特に夜半や早朝といった長時間の休息の後に感じることが多い

継続的なこわばりと関係がある腰部，頸部，殿部の痛みとして臨床的に発現する．痛みやこわばりは活動によって改善する傾向が高い．その反対に，機械的な原因で生じた背部痛は安静によって改善し，活動によって悪化する．徐々に互いの椎体が癒合するようになり，可動域が制限されるようになる．関節リウマチは仙腸関節や腰椎関節に罹患することはない．四肢の関節（末梢関節）の炎症は，一般的には血清反応陽性疾患に比べて血清反応陰性脊椎関節炎ではあまりみられない．末梢関節炎は下肢関節に非対称性に発症し，4ヵ所以下の関節に罹患することが特徴である．これに対して関節リウマチでは，通常5ヵ所以上の関節に罹患し，対称的で，主に上肢の関節に発症する．関節リウマチに典型的にみられる変形は，脊椎関節炎の症状の中では大抵みられない．X線上で，乾癬性関節炎ではいちじるしい末梢関節の破壊が認められ，強直性脊椎炎では股関節の破壊がかなり頻繁にみられるが，関節リウマチより少ないといわれている．

　血清反応陰性脊椎関節炎のもう一つの際だった特徴は，付着部炎として知られている腱や靱帯の接合部位（付着部）の炎症である．実際，血清反応陰性脊椎関節炎の主な病理学は付着部炎だと考えている専門家もいる．関節リウマチから血清反応陰性脊椎関節炎を区別するもう一つの重要な特徴は，通常'ソーセージ指'として知られる指炎である．指炎は炎症のために手足の指全体が腫れるものである．指炎は腱，軟部組織，骨，関節の腫脹が原因で発症する．

　その他にいわゆる関節外症状といわれる関節以外の部位の症状発現が重要な特徴である．これらの症状発現は皮膚，粘膜，眼に現れる．乾癬性関節炎の患者には乾癬が発症し，炎症性腸疾患に関連した関節炎がある人には，炎症性腸疾患がみられる．特に眼の炎症は特徴的で，結膜の炎症（結膜炎）かぶどう膜の炎症（ぶどう膜炎）として発症する．

3. 乾癬性関節炎は他の脊椎関節炎とどう違うのか

　乾癬性関節炎を定義する特徴は，皮膚や爪に罹患する乾癬の存在である．関節炎は大抵乾癬の発症後に現れるが，乾癬に先行して発現する場合もある．乾癬性関節炎には他の脊椎関節炎と区別することができる特徴がたく

さんある。通常末梢関節に症状が現れ，長期に及ぶ場合，多発関節に発症するケースが多い。末梢関節炎は上肢に多く罹患し，特に対称性の場合は関節リウマチと類似することもある。関節の破壊は頻繁に起こり，変形に至る場合もある。付着部炎や指炎も頻繁に現れる。乾癬性関節炎における脊椎炎は，症状が軽い（痛みとこわばりが少ない）点とX線所見では非対称性（体の両側に違いが見られる）の場合が多いという点において強直性脊椎炎とは異なる。それゆえ，乾癬性関節炎は他の血清反応陰性脊椎関節炎と共通する特徴を持っているが，多くの際だった特徴によって区別することが可能である。この特徴については後の章で述べる。

したがって要約すれば，乾癬性関節炎は，関節リウマチとは区別することができる血清反応陰性脊椎関節炎と呼ばれる関節炎の部類に属する乾癬と関連が深い炎症性関節炎といえる。乾癬性関節炎には，主として乾癬と末梢関節炎のパターンが現れ，他の脊椎関節炎と区別することができる多くの特徴がある。

第4章　乾癬性関節炎の原因は何か

> 🔶 **キーポイント**
> - 乾癬性関節炎は複合的な遺伝性疾患である。
> - 環境的要因は病気の進行に大きな影響を与える。
> - 乾癬性関節炎は免疫が介在する炎症性疾患である。

　乾癬性関節炎は複合的な疾患である。乾癬性関節炎の発症と進行には遺伝的，環境的，免疫学的要因が関わっている（図4-1）。この章では，この要因に関する我々の理解を述べようと思う。

　乾癬性関節炎は主に皮膚，関節，それに関連した組織を侵す免疫介在の炎症性疾患である。遺伝的な素因を持った人の中で，環境的要因が免疫学的な過程の引き金になると考えられている。我々はまず初めに遺伝的要因と可能性が高い環境的誘因に関する最新の知識について述べ，次に関節の炎症や損傷の中で発生しているメカニズムについて述べる。

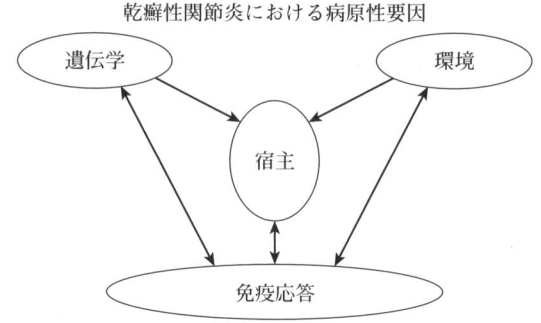

図4-1　乾癬性関節炎の遺伝的，環境的，免疫学的要因の相関関係

1. 遺伝的要因

　人間のほとんどの疾患に関する感受性は，遺伝的（遺伝性），および環境的要因の影響を受けると考えられている。嚢胞性線維症や鎌状赤血球症などの遺伝性疾患には，大きな遺伝的要因に小さな環境的要因が貢献している。これら二つの疾患には一つの遺伝子の突然変異が介在している（単一遺伝性疾患）。他方，後天性免疫不全症（AIDS）や結核のような感染性の疾患は，環境的要因が大きく，遺伝的要因は比較的少ない。それ以外のほとんどの疾患，特に自己免疫疾患では，遺伝的および環境的要因の両方が大きく貢献している。このような疾患では，多くの異なる遺伝子が疾患の感受性に関係し，これらはしばしば複合遺伝性疾患と呼ばれる。

（疾患において実際に遺伝的要因が重要かどうかを研究する方法）
①家族研究
　疾患における遺伝的要因の役割を明らかにするための第一段階は，家族内における疾患の存在を研究することであり，一般の人と比較した場合，患者家族群の方に有病率の増加がみられるかどうかを確認することである。一卵性双生児と二卵性双生児に関する研究は，疾患に対して遺伝的要因がどのように貢献しているかを見極めるためのもう一つの戦略である。残念なことに，家族内で乾癬性関節炎の有病率が増加するのかを調べる研究はほとんどされてこなかった。英国で実施された研究の中で，乾癬性関節炎患者の親族が乾癬性関節炎に進行するリスクは，一般の人と比較した場合，55倍高くなることが示された。カナダで実施した我々独自の研究では，リスクはやや低いが，30倍近いという結果が得られた。最近まで，乾癬性関節炎についての双子の研究は実施されていなかった。デンマーク発の最近の研究で，一卵性双生児における乾癬の発症が証明されたが，一卵性双生児10組の中で乾癬性関節炎に一致したのは1組だけだった。このことは乾癬性関節炎の進行には環境的要因が重要な役割を果たしていることを意味する。しかし乾癬性関節炎患者の親族の中で主に遺伝的要因のために，リスクが大幅に増大することは明白である。興味深いことに，乾癬性関節炎が遺伝するリスクは，疾患がみられる親が父親の場合，さらに

高くなることが我々の研究で判明した。このことは乾癬性関節炎の感受性にも関係がある遺伝子に変性を与える因子（エピジェネティック因子）が存在することを指摘している。

②遺伝的連鎖解析

　疾患に対して遺伝的要因が重要な役割を果たしていることが疑われたら，次の段階は遺伝連鎖解析を実施することである。連鎖解析は患者の家族に関する情報を収集することによって行われる。DNAは等間隔でゲノムを測る一連のマーカーを使って検査される。連鎖解析は疾患の原因となる遺伝子が人のゲノムのどの位置に存在する可能性が高いかに関する興味深い情報を与えてくれる。位置が特定できたら，罹患している人と罹患していない人を比較することで，さらに詳細な研究が行われる。これらの研究には関係する実際の遺伝子を試したり特定したりするために，興味深い部位に対してきめ細かい遺伝子上の地図を作成することなどが含まれる。このような研究が乾癬性関節炎ではたった一度だけ実施され，第16染色体が興味深い部位として特定された。

③遺伝関連研究

　疾患に関連する遺伝子を特定するもう一つの方法は，遺伝関連研究を実施することである。関連研究は慎重に研究された多数の患者と，年齢，性別，民族性が一致した同数の健常群を比較することによって行われる。多くの遺伝子が乾癬性関節炎と関係があることが示され，その中のいくつかは別の研究グループによって確認されている。乾癬性関節炎との関連が一致して指摘された遺伝子についてこれから検証する。

④ヒト白血球抗原（HLA）遺伝子

　30年以上前に第6染色体にあるHLA遺伝子は，乾癬性関節炎と関連が深いことが判明した。HLA遺伝子はクラスⅠとクラスⅡに分類されている。HLA A，B，CはクラスⅠに属する一方，HLA DP，DQとDRはクラスⅡに属する。抗原のためのHLA遺伝子コードは，体の細胞の表面，特に免疫システムの細胞に発現する。HLAクラスⅠによって産生された抗原は，体のほぼすべての細胞に発現するが，HLAクラスⅡによって産生されたものは，主に免疫細胞に発現する。

　世界中の多くの研究者によって，クラスⅠ抗原（HLA-B13，HLA-B57，

HLA-B39，HLA-Cw6，HLA-Cw7）は，乾癬と乾癬性関節炎に関係が深いことが示された。最も密接な関連がみられるのは HLA-Cw6 である。HLA クラス I 抗原は，乾癬性関節炎のさまざまなタイプとも関連がある。HLA-B27 は脊椎疾患と関連があり，HLA-B38 と HLA-B39 は末梢関節炎と関連がある。クラス II 抗原は，乾癬性関節炎の患者において乾癬性関節炎の発現の仕方に影響を与えることはあっても，乾癬性関節炎との関連をみつけることはできなかった。たとえば関節リウマチにおいて重症の疾患を引き起こすことで有名なクラス II 抗原のグループが，乾癬性関節炎の中でも重度の疾患を引き起こす原因となっている可能性がある。最近 HLA-Cw6 と HLA-DR7 の両方の遺伝子を持つ乾癬性関節炎の患者では，関節炎の経過における重症度が軽くなることが判明した。これらの関連についてはかなり以前に発見され，これらの遺伝子が疾患のマーカーであることは事実なのだが，これらが疾患をいかに引き起こし，病相にどのように影響を与えるかはいまだに不明である。第 6 染色体のこれらの遺伝子の近くにある遺伝子が実際の元凶という可能性もある。さらに乾癬性関節炎と HLA 遺伝子には明確な関連が存在するのだが，これらは患者全員に現れるわけではない。それゆえ，乾癬性関節炎の進行にとって重要な役割を果たすそれ以外の遺伝子が存在するに違いない。

⑤キラー細胞免疫グロブリン受容体（KIR）遺伝子

　HLA クラス I 遺伝子がどのように乾癬性関節炎の感受性の増大を可能にしているかというメカニズムを説明するために，染色体 19 のキラー細胞免疫グロブリン受容体（KIR）遺伝子と呼ばれる 1 セットの遺伝子が研究されている。この遺伝子によって産生されたタンパク質は，免疫システムの重要な細胞の上に発現する受容体である―すなわちナチュラルキラーあるいは NK 細胞と NK-T 細胞である。NK 細胞は最初に傷害因子と接触する重要な細胞である。NK 細胞は乾癬や乾癬性関節炎の免疫応答に作用する。NK 受容体を活性化させるために，細胞表面の HLA-C 抗原と相互に作用し合うことが必要である。したがって HLA-C は KIR のリガンド（配位子）と考えられている。細胞上の HLA-C 抗原と KIRs の間の相互作用は，それゆえ免疫応答を調整することができる。KIRs には活性化と阻害化という二つのタイプがある。特に KIR2DS1 と KIR2DS2 など，ある活

性化のKIRsの遺伝は,乾癬や乾癬性関節炎と関連していることが発見されていて,阻害化のKIRsまたはそれらが対応するHLA-Cリガンドの欠如が,乾癬性関節炎の進行に関連していることが指摘されている。乾癬性関節炎におけるKIR遺伝子とHLAとの相関関係に関するさらに詳細な研究が,遺伝子におけるこれらの興味深いシステムに光明を投じるだろう。

⑥腫瘍壊死因子-α（TNF-α）とクラスⅠ主要組織適合性複合体連鎖関連遺伝子A（MICA）

　HLA遺伝子が乾癬性関節炎のリスクをいかに増大させるかは不明である。KIR遺伝子との相互作用は説得力のある説明である。もう一つの説明としては,関連があるのはHLA遺伝子そのものではなく,第6染色体のHLA遺伝子の近くに位置する別の遺伝子であるというものだ。HLA遺伝子の近くに位置し,乾癬性関節炎との関連が示されているこのような二つの遺伝子は,TNF-αとMICA遺伝子である。

　TNF-α遺伝子は多くの研究者によって乾癬性関節炎と関連があることが発見されている。この遺伝子はHLA遺伝子が第6染色体上に位置する領域内に存在する。TNF-α遺伝子は,乾癬性関節炎の炎症を引き起こす重要な分子であるTNF-αタンパク質の産生を制御する。抗TNF製剤と呼ばれる薬を使ってこのタンパク質を阻害することは,関節と皮膚の両方における炎症をいちじるしく減少させ,関節へのさらなる破壊をも防ぐ。健常群と比較した場合,乾癬性関節炎患者により多く確認される遺伝子の変異がある。HLA領域内に位置し,MICA遺伝子と呼ばれるもう一つの遺伝子も,多くの研究者によって乾癬性関節炎との関連が示されている。MICA遺伝子は,体のほとんどの細胞の表面の上にあるHLAクラスⅠ抗原と関連があるMICAと呼ばれるタンパク質を産生する。MICAもNKG2Dと呼ばれるNK細胞にある受容体のリガンドであるため,NK細胞の活性化にとって重要な役割を果たす。したがって,MICAも免疫応答において重要であり,乾癬性関節炎の進行に関連している可能性がある。明らかに,染色体のこの領域については,確定的な結論に達するまでにはさらに詳細な研究が必要である。

　染色体6の外側で,染色体19にあるKIR遺伝子以外の遺伝子についても,乾癬性関節炎との関連が研究されている。しかし最初に特定された後

では別の独立した研究グループによって，一握りの遺伝子が確認されただけである．染色体2q上のインターロイキン-1遺伝子（IL-1）に，乾癬性関節炎との関連が発見された．最近インターロイキン-23（IL-23）受容体遺伝子にも，乾癬性関節炎との関連が発見された．この特別な遺伝子は乾癬においても重要である．これら両方の遺伝子が，免疫応答に関係しているタンパク質をコード（暗号）化する．

2. 環境的要因

　遺伝的要因だけで，乾癬性関節炎に対する個人の感受性を十分に説明することはできない．他の複合的な疾患と同様に，おそらく環境的要因とも関係がある．環境的要因が遺伝的に感受性の高い人において病気の引き金となるようだ．しかし一つの因子として明確には特定されてはいない．身体的外傷はこのような環境要因の一つである．関節の重大な外傷の後に，乾癬性関節炎が発症したという報告がある．ウイルス感染も乾癬性関節炎の引き金になる可能性を持つ．AIDSを引き起こす人免疫不全ウイルス（HIV）感染の患者に重症の乾癬と乾癬性関節炎が現れることはよく知られている．最近風疹の予防接種，医師にかかるほどの外傷，骨折，あるいは引っ越しなどの環境の変化も乾癬性関節炎の発症に関係していることが判明した．このような環境的要因を特定するための大規模で組織的な研究は，まだ実施されていない．

3. 免疫学的要因

　乾癬性関節炎は免疫が介在する炎症性疾患である．おそらく環境的要因が遺伝的に感受性の高い個人の中で不適切な免疫応答を引き起こす．上記のように乾癬性関節炎と関連する大部分の遺伝子は，免疫応答に関係があるタンパク質をコード化する．
　免疫応答を開始し，永続させる免疫介在プロセスには，二つの武器がある．すなわち抗体を介する反応と細胞を介する反応である．乾癬性関節炎の患者の血液には自己抗体が特定されないため，抗体を介する反応は乾癬

性関節炎では重要な役割を果たしていないように思われる。乾癬性関節炎における中心的なプレーヤーは，細胞を介する反応である。T細胞，特にCD8＋T細胞と呼ばれるグループは重要である。乾癬性関節炎患者の罹患した関節液内と同様に罹患した皮膚の中でもこれらの細胞は増加していることが発見されている。シクロスポリン，エファルジマブ，アレファセプトなどのT細胞を阻害する薬品は，関節の炎症を改善することで知られている。

(乾癬性関節炎の関節において何が免疫応答を促すのか)

活性化したT細胞は，不適切な免疫応答を促すサイトカインと呼ばれる前炎症要素を生み出す。重要なT細胞は，ヘルパーT細胞のTh-1径路に属している。これらの細胞は細胞を介する免疫応答において重要である。最近ヘルパーT細胞が仲介をするTh-17と呼ばれる炎症の新しい径路が発見された。乾癬性関節炎の関節において免疫応答を促進する重要なサイトカインには，TNF-α（腫瘍壊死因子-α）とIL-1（インターロイキン-1）が含まれる。Th-17径路を仲介とするサイトカインには，IL-17とIL-23が含まれる。Th-17径路は，乾癬，関節リウマチ，炎症性腸疾患などの多くの炎症性疾患の仲介に重要である。同様な径路が乾癬性関節炎でも重要であるらしい。ウイルス性または細菌性の感染あるいは外傷（微細な外傷あるいは明らかな外傷）などの環境的誘因が，乾癬性関節炎の関節において細胞が仲介するTh-1/Th17径路を誘導する。関節内の免疫応答がT細胞を活性化し，これらの細胞が前炎症性サイトカインの分泌を仲介する。皮膚と関節の炎症は，TNF-αとIL-23を阻害する薬物療法によって改善されるため，TNF-αとIL-23のようなサイトカインは疾患の仲介において重要である。

乾癬性関節炎の関節液のT細胞を分析すると，成熟し，活性化したT細胞が優勢を示している。TNF-αとIL-1のようなサイトカインが，関節液や関節内層で増加している。活性化したT細胞も，**破骨細胞**と呼ばれる骨を破壊する細胞を活性化するNF-κBリガンド（RANKL）のための受容体アクティベーターと呼ばれる炎症性の分子を産生する。これらの破骨細胞は，関節に隣接する骨を浸食し，関節破壊を引き起こす。関節リ

ウマチと区別される乾癬性関節炎の重要な特徴は，炎症部位に骨新生がおこることである．それゆえ乾癬性関節炎は骨を破壊し，これらの部位に異常な骨新生がおこるようになる．dikkopf-1が仲介をするwnt信号径路は，乾癬性関節炎の骨新生において重要な仲介をする可能性がある．

　したがって要約すると，環境的要因が遺伝的に乾癬性関節炎になりやすい患者の皮膚や関節に，免疫応答を引き起こすと考えられる．免疫応答はヘルパーT細胞のTh-1/Th-17径路が関わって引き起こされる．これらの免疫細胞が炎症性反応を促し，関節の破壊を引き起こす他の炎症性細胞を活性化するサイトカインを分泌する．この細胞も隣接している骨を破壊する破骨細胞を活性化する．そしてそれが乾癬性関節炎の特徴である骨新生を導く．

第5章　乾癬性関節炎の臨床的特徴

> **→ キーポイント**
> - 乾癬性関節炎には多くの重要な特徴がある。
>   - 末梢関節炎
>   - 脊椎の罹患
>   - 指炎
>   - 付着部炎
>   - 皮膚と爪の罹患
> - 特有の関節外特徴がある。
> - 重要な併存症がある。
> - 乾癬性関節炎は死亡率を高める。

　乾癬性関節炎は通常リウマトイド因子が陰性を示す乾癬に関連した炎症性関節炎として定義することができる。この文章は乾癬性関節炎の臨床的特徴を本質的にとらえている。主な臨床的特徴は炎症性関節炎である。その関節炎には疼痛，腫脹，こわばり，発赤，しばしば運動制限が発現する。乾癬性関節炎には炎症性関節炎以外にも，この関節症状を独特なものにする多くの関連した特徴がみられる。この章ではこれらの症状発現について解説する。

1. 末梢関節炎

　乾癬性関節炎の関節炎は大抵徐々に発症し，一つまたはそれ以上の関節が侵される。下肢の関節が侵されることが多いが，体のいかなる関節にも

罹患する可能性がある（図5-1）。短期間に多くの関節が侵される。炎症性関節炎の症状には，疼痛，腫脹，発赤，こわばりが含まれる（図5-2）。乾癬性関節炎の患者が侵される典型的な関節は，手足の指の末端の関節（遠位関節）である。これらの罹患関節の指の爪には，普通乾癬特有の爪病変が現れる。乾癬性関節炎における罹患関節の分布は，しばしば非対称的で，体の両側の同じ関節には罹患しない。しかし罹患関節の数が増えるにつれ，対称的になる傾向がある。

2. 末梢関節炎の結果

　関節の動きは疼痛やこわばりによって制限されるようになる。このことが乾癬性関節炎の患者に日常生活動作の制限をもたらす。興味深いことに，

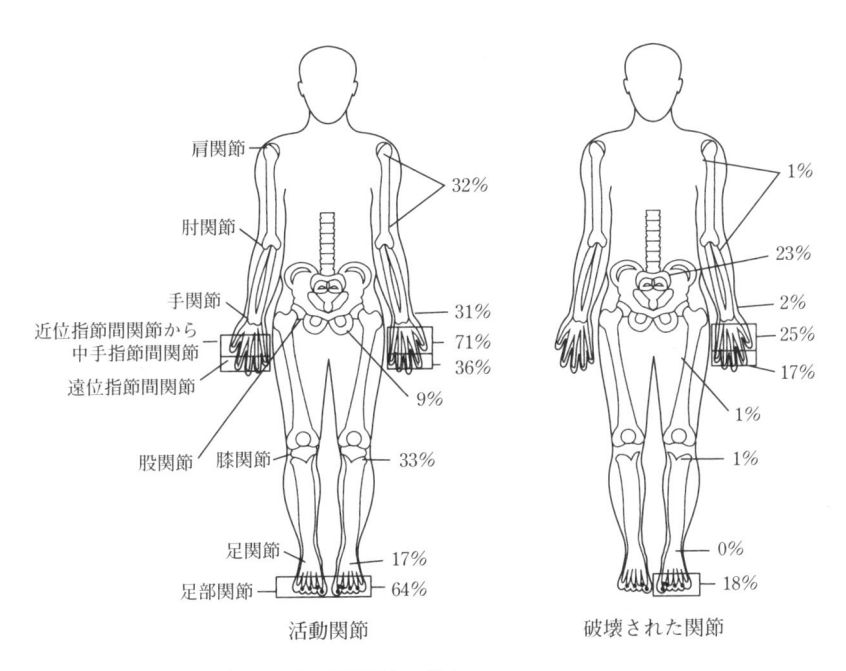

活動関節

- 肩関節　32%
- 肘関節
- 手関節　31%
- 近位指節間関節から中手指節間関節　71%
- 遠位指節間関節　36%
- 股関節　9%
- 膝関節　33%
- 足関節　17%
- 足部関節　64%

破壊された関節

- 1%
- 23%
- 2%
- 25%
- 17%
- 1%
- 1%
- 0%
- 18%

図5-1　乾癬性関節炎の発現の関節罹患の分布
　　　　（トロント大学乾癬性関節炎クリニックからのデータ）

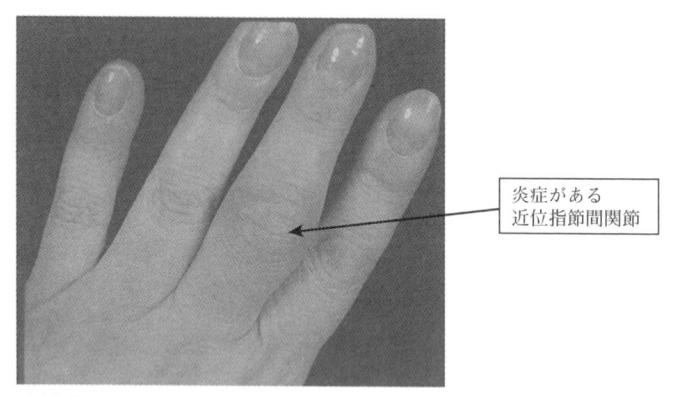

図5-2　活動性の炎症関節

（炎症がある近位指節間関節）

乾癬性関節炎の患者は関節リウマチの患者より痛みが軽いことが指摘されている。それゆえ関節における炎症の程度に気づかない場合がある。炎症を治療せずに放置すれば，関節破壊を引き起こす。関節破壊は関節の可動域の減少や変形の進行という形で臨床的に発現する（図5-3）。

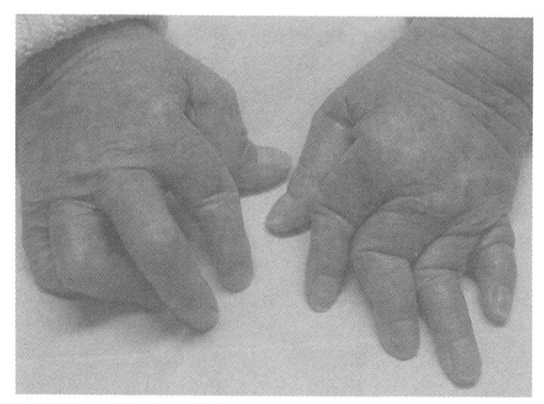

図5-3　乾癬性関節炎の指関節の変形

> ❌ **俗 説**
> 乾癬性関節炎は軽症の疾患である。

> ❗ **事 実**
> 乾癬性関節炎には末梢関節の破壊的関節炎と，脊椎関節の癒合と変形を導く可能性がある。
> 患者は一般の人と比較した場合，疾患のため死に至るリスクが増大し，平均して約3年寿命が短くなる。

3. 脊椎炎

　末梢関節（手と足の関節）の関節炎の他に，乾癬性関節炎では背部（いわゆる軸性骨格）の関節が侵されることもある．専門的には脊椎関節炎と呼ばれる背部と頸部の炎症性関節炎は，背中と首の痛みを引き起こす．背中と首の痛みは典型的にはこわばりと関連があり，休息の後，特に睡眠後に悪化する．痛みとこわばりが非常に重症であるため，夜半に覚醒してしまう場合もある．痛みとこわばりは体を動かしたりシャワーを浴びることで次第に改善されていく．脊椎関節の持続的な炎症によって，首をひねったり，前屈したり，横に曲げたりすることが困難となり，脊椎（首と背中）の動きがいちじるしく制限されていく場合もある．最終的には，脊椎が完全に癒合し，固定してしまう可能性があり，'竹様脊椎' と呼ばれる．

4. 指炎

　乾癬性関節炎に特徴的なもう一つの主な症状発現は，指炎である．指炎は一般的には 'ソーセージ指' として知られ，手足の指全体の炎症性腫脹として定義することができる．これは手足の指関節，腱，骨，軟部組織の炎症によるものである．持続性の指炎は指関節の破壊を招く．最終的には手足の指は機能を失う．それゆえ指炎は乾癬性関節炎の重症度のマーカーである（図5-5）．

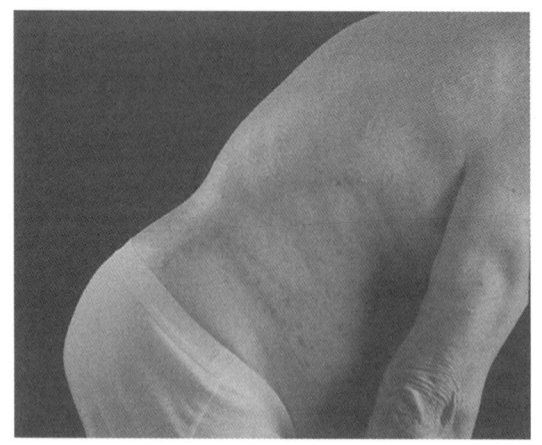

図5-4　乾癬性関節炎の脊椎罹患のため脊椎可動域に制限がある

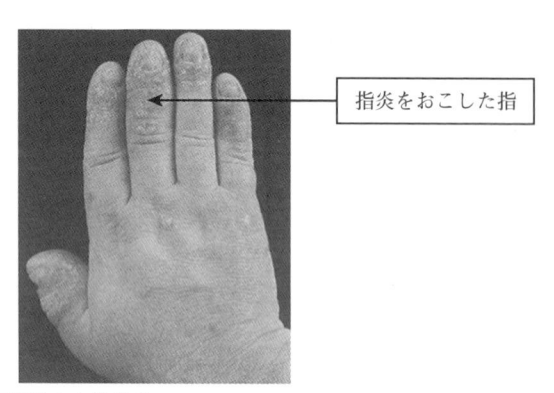

指炎をおこした指

図5-5　乾癬性関節炎の中指指炎

5. 付着部炎

　付着部炎も乾癬性関節炎の重要な症状発現である。実際付着部炎を乾癬性関節炎の主な症状発現と考えている研究者もいる。付着部炎は靱帯や腱が骨に付着する部位の炎症と定義されている。患者にはそのような部位に疼痛や腫脹が現れる。付着部炎に最も侵され易い部位は，足の裏の足底腱

膜（足底腱膜炎と呼ばれる）とかかとの後ろのアキレス腱の付着部である（図5-6）。付着部炎は膝や膝蓋骨，肩，肘，股関節の脇，座骨結節（座る時に当たる殿部深くの骨），胸壁の周りの腱の付着部に罹患する。

6. 腱炎

　他の症状発現には、腱鞘の炎症として定義できる腱滑膜炎が含まれる。手の腱が侵され，指を動かすと痛みが生じることがある。診察では腱鞘が痛み，厚くなっていることがわかる。腱滑膜炎は指がこわばるか，'バネ指' になることもある。指は一定の曲がった位置で固定してしまい，ある程度の力を加えなければまっすぐにならない場合もある。指を無理矢理まっすぐにしようとすると，'プチッ' という音がする。手首や足首の周りの腱鞘も侵され，動かすと痛みが生じる。

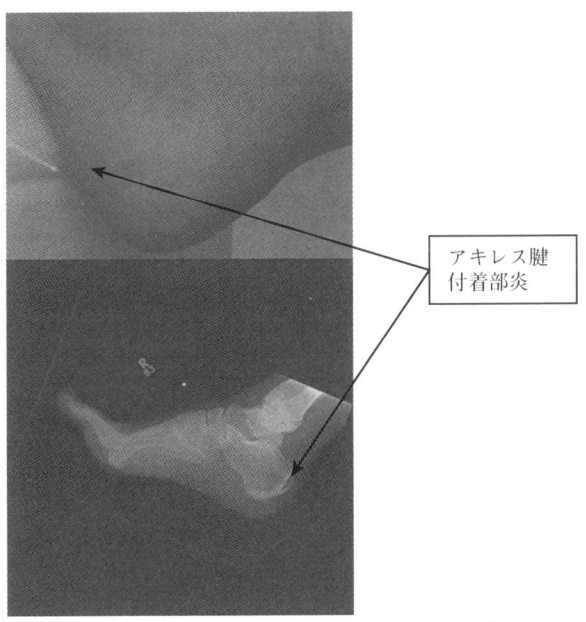

図5-6　乾癬性関節炎のアキレス腱付着部炎

> ❌ **俗　説**
> 乾癬性関節炎は関節だけに罹患する。

> ❗ **事　実**
> 乾癬性関節炎は末梢関節や脊椎に波及し，付着部や腱鞘などの隣接した部位にも関係する。
> 他の罹患する部位には，皮膚，爪，眼，腸などが含まれる。
> 実際それらを乾癬性疾患と述べている研究者もいる。

7. 乾癬性関節炎のパターン

乾癬性関節炎のさまざまなパターンについてはすでに述べた。MollとWrightはこの疾患について記述した先駆者とされていて，彼らが最初に述べた5つのパターンは以下のものである。

- 非対称性の少数関節炎
- 関節リウマチに類似した対称性の多発関節炎
- 脊椎関節炎
- 遠位指節間関節の関節炎
- ムチランス型関節炎

非対称性少数関節炎の範疇には，関節炎によって侵された関節が4ヵ所以下の患者が含まれる。罹患した関節は大抵下肢で，対称性を欠く。対称性の多発関節炎の範疇では，5ヵ所以上の関節に，対称的な形で罹患する。それゆえ，時々その型と関節リウマチを区別することが困難である場合がある。脊椎関節炎の範疇には，強直性脊椎炎の患者とよく似て主に脊椎に症状が現れている患者が含まれる。名前が示すように，遠位指節間関節の関節炎の範疇には，爪に最も近い手足指（**図5-7**）の末端関節である遠位指節間関節を中心に症状が現れている患者が含まれる。ムチランス型関

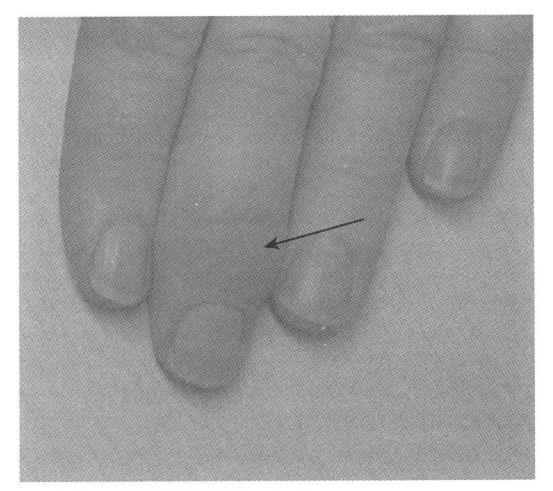

図5-7　乾癬性関節炎の遠位指節間関節の炎症

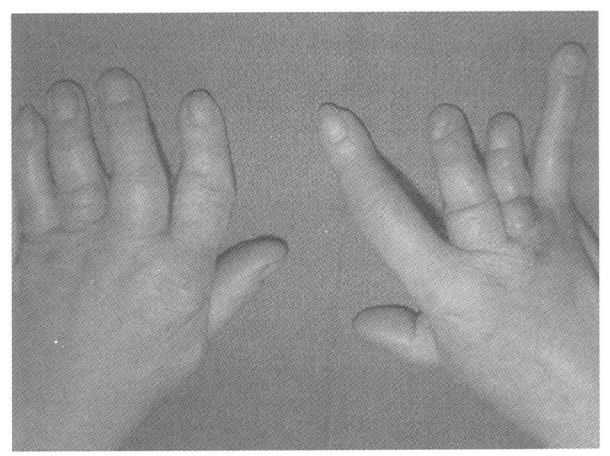

図5-8　乾癬性関節炎の手指の関節の破壊型関節炎（ムチランス型関節炎）

節炎は，手足の指が短くなったり，破壊されたりする重症の関節炎を伴う範疇として記述される（図5-8）。

❌ 俗 説

乾癬性関節炎の5つのパターンのうち，1つが発現している患者は，その型が持続する傾向が高い。

❗ 事 実

初期の乾癬性関節炎では，特定のパターンに当てはまっていても，間もなく別のパターンに進行してしまう。

したがって，乾癬性関節炎は3つのパターンに分類することができる。すなわち，末梢型，軸型，あるいは末梢型と軸型の混在型である。

　最初は明確なパターンがあると考えられていたが，疾患の期間が長くなるにつれ，罹患関節の数が増し，より対称的になることが間もなくわかってきた。遠位関節の罹患も普通で，すべての範疇の中でみられる。ムチランス型関節炎は関節炎経過における重症な症状発現であり，特別な範疇ではない。それゆえ専門家は最近，疾患を末梢関節炎単独か，脊椎関節炎を伴う末梢の関節炎か，脊椎関節炎単独かで分類する傾向がある。

8. 皮膚の罹患

　乾癬性関節炎患者のほとんどには，皮膚の乾癬がみられる。乾癬性の皮膚疾患にはさまざまなタイプがある。最もよくみられるタイプは，尋常性乾癬と呼ばれ，乾癬性の皮膚病変が頭皮，体幹，末梢など特に外に出ている部位に進行し，持続する。屈側部乾癬とは，特に鼠径部，脇の下，乳房の下などの主に体の間擦部位に現れる乾癬のことを表す。乾癬が特に体幹に，非常に多くの小さな粒の形で発現する場合もある。この型は滴状乾癬と呼ばれ，特に喉の連鎖球菌性の感染の後で，他の型の乾癬患者にさらに乾癬が悪化した症状として発症することが多い。乾癬が手あるいは足だけに現れるという場合もある。重症の乾癬の型には，体のほぼ全体が乾癬に侵される乾癬性紅皮症と，体のほとんどの部位が小さな膿を持った皮疹に覆われる膿疱性乾癬がある。これらの型は両方とも命を脅かすリスクがあ

り，緊急医療の対象となる。

　乾癬性関節炎患者のほとんどは尋常性乾癬である。乾癬性関節炎患者の約70％は，最初に乾癬が発現し，通常10年以内のさまざまな時期に関節炎が現れる。しかし常にそうであるとは限らない。患者の約15％には関節炎と乾癬が同時に進行し，残りの15％には最初に関節炎が現れ，2，3年後に皮膚の乾癬が発現する。より広範囲の乾癬がみられる患者が乾癬性関節炎に進行する傾向が高いと考えている専門家もいる。これは乾癬性関節炎の有病率について報告した重症乾癬の入院患者に関する研究に基づいている。電話のインタビューによって実施された最近の調査では，乾癬性関節炎の有病率は，乾癬がより広範囲である患者の中でより高くなっていると報告された。しかし関節炎のためにリウマチ外来を訪れるほとんどの患者には，普通の軽症から中等度の乾癬がみられるだけである。

9. 爪の罹患

　乾癬は手足の爪に罹患することがある。乾癬に侵された爪には，くぼみができ，厚くなり，黄色味がかって変色する。爪は爪床から盛り上がり，それらの下に黄色味を帯びた物体が形成される。出血性の小さな点と同様に，爪の中に赤い点が現れることもある。爪病変はしばしば美容上の問題を引き起こすだけだが，重症の場合には痛みを伴うこともある。乾癬性関節炎がみられない乾癬患者の約40％には爪病変が現れるが，乾癬性関節炎の患者においては，ほぼ5人に4人とかなり頻繁に発症する。したがって乾癬性関節炎の患者と関節炎を合併しない乾癬の患者を区別する唯一の臨床的特徴は，爪病変ということになる。爪床は手や足部の末端関節である遠位指節間関節と密接な繋がりがある。重症な爪の罹患は，これらの関節炎と関連がある。

10. 関節外の罹患

　皮膚，爪，関節の罹患とは別に，乾癬性関節炎の人には他の重要な器官への罹患もみられる。眼の罹患はまれではない。眼を覆っている膜（結膜）

の炎症は，結膜炎といわれ，目が赤くなり，目やにやかゆみが出ることもある。通常結膜炎で視力が損なわれることはない。眼に関するさらに重症な罹患は，ぶどう膜炎と呼ばれ，ぶどう膜の炎症を引き起こす。ぶどう膜炎では発赤，疼痛，目のかすみが発症し，治療されずに放置されれば，失明する場合もある。乾癬性関節炎の患者も口の表面の粘膜の炎症のために口内炎に悩まされることが多い。尿道の炎症は，排尿時に疼痛や焼けるような痛みを引き起こす。腸の粘膜の表面に起きる炎症は，炎症性腸疾患を発症させる。腸の症状はクローン病あるいは潰瘍性大腸炎と類似していて，腹痛，軟便，出血を伴う場合もある。重症の炎症性腸疾患では，腸の破裂，大量出血，機能不全のために，命が危険にさらされる可能性もある。

11. 疲労感

乾癬性関節炎の患者は疲労感に悩まされることが多い。それは極度の持続性の消耗感と身体的精神的労働に対する能力の低下として定義される。疲労感は関節リウマチ，全身性エリテマトーデス，慢性肝臓疾患のような慢性疾患の患者における重要な症状である。乾癬性関節炎患者の約45％が，臨床的評価において疲労感を報告している。質問票を用いて計測すると，患者は一般の健常群より疲労感においても高いスコアを記録する。疲労感の変化は，乾癬性関節炎における臨床的疾患活動の変化を反映している。質問票で計測される疲労感のレベルは，活動関節数（腫脹あるいは圧痛のある関節数）によって計測される炎症の程度と相関関係があるが，臨床的に破壊された関節の数とは関係がない。疲労感は効果的な治療法によって改善する。

12. 身体的機能

関節炎は趣味，職業，自立活動などの日々の活動を行う患者の能力に影響を与える。関節炎が日常生活に影響を及ぼす程度は，疾患活動性，罹患の範囲，破壊の総量によって決まる。乾癬性関節炎の患者の場合，それは皮膚の乾癬の存在によってさらに増幅される。身体的機能は，健康評価質

問票（HAQ）という最も広く使用されている質問票を用いて計測される。我々は活動関節数や臨床的に変形した関節数によって計測される疾患活動性が，HAQを用いて計測される減退した身体的機能の予測因子であることを示してきた。

13. 健康に関連したQOL（生活の質）

乾癬性関節炎の患者は一般の人と比較した場合，健康に関連したQOLが低い。QOLは，最も一般的には「医学研究36項目短形健康調査」（SF-36）を用いた質問票を使って計測される。SF-36を用いることによって，我々は患者の身体機能が低下し，痛みが増し，役割が制限され，全体的な健康感が損なわれていることを示してきた。乾癬単独でもQOLがいちじるしく減退することは周知の事実である。乾癬性関節炎の患者におけるQOLは，炎症性関節炎の発現でさらに増幅される。

14. 検査所見

臨床検査は通常，診断時と，その後は定期的に実施される。しかし今のところ診断的な検査はない。急性期反応物質（赤沈：ESRおよびC反応タンパク：CRP）は正常を示す場合が多い。これらが上昇するのは乾癬性関節炎の患者では50％以下である。リウマトイド因子は大抵陰性である。HLA-B27遺伝子の検査は，通常実施されないが，乾癬性関節炎の患者では20％が陽性になる。放射線検査（X線，超音波検査，磁気共鳴画像法：MRI）では，診断や炎症と破壊の程度に重要な手がかりを与える。しかし骨膜炎の存在と関節炎近くの骨新生は，乾癬性関節炎の順当な特徴と考えられている。これらの検査はそれ自体診断的ではないが，乾癬性関節炎に類似した他の症状を除外するのに役立つ。血球算定や肝機能，腎機能の検査は，薬物治療の副作用をモニタリングするために行われることが多い。

よく実施される検査は，関節液の吸引とその評価である。この検査は特に罹患関節が少数の場合に重要である。関節液は通常クリニックで吸引さ

れ，検査のため早期に検査室に送られる。吸引された関節液は，大抵不透明で，簡単に注射器から容器に流れ出てしまい，白血球数が高く，炎症性のものである。この液は通常感染とは関係がない。関節液における診断的なマーカーは存在しないので，関節液の吸引や実験室での分析は，他の関節炎症状を除外するために役に立つ。

　滑膜の生検は，特に破壊的な関節炎が一つに限定されている場合，感染性の原因を除外するために実施されることがある。それゆえ，それは関節炎の他の原因を排除するために行われることが多い。生検がたまたま乾癬性関節炎の患者から得られた場合，そこにはいくつかの典型的な特徴がみられる。滑膜が厚くなり，血管数が非常に増大し，好中球とマクロファージによる浸潤が確認される。病理学者は，その特徴はしばしば他の脊椎関節炎のものと類似しているが，関節リウマチとは異なっていることに注目している。

15. 併存症

　乾癬性関節炎の患者は，一般の人に比べて虚血性心臓疾患にかかるリスクが高い。炎症がアテローム性動脈硬化症を引き起こし，関節リウマチやエリテマトーデスのような炎症性疾患では，将来虚血性心疾患になるリスクが高くなることが現在ではよく知られている。しかし乾癬性関節炎の患者においては癌のリスクは増大しない。一般の人と比較しても，リスクは同程度である。

16. 乾癬性関節炎の死亡率

　乾癬性関節炎は寿命に対して重大な影響力を持つ。乾癬性関節炎の患者は，一般の人に比べて死亡率が増大している。腫脹あるいは圧痛関節の数や，血液検査などで炎症の程度が高いと計測された人は，死亡のリスクも高まっている。乾癬性関節炎があると，概して寿命が約3年間減少する。

　したがって乾癬性関節炎は関節や皮膚だけではなく，体の多くの組織にも影響を与える。一般の人と比較した場合，心臓疾患による死亡のリスクが最も高い。

第6章　乾癬性関節炎の放射線学的特徴

> **キーポイント**
> - 乾癬性関節炎の炎症や破壊を探すために，異なる画像法が使用される場合がある。
> - 末梢関節に独特な放射線学的特徴が発現する。
> - 脊椎に独特な放射学的特徴が発現する。

　画像診断は乾癬性関節炎の患者を評価するために重要である。画像診断は臨床的な評価を補い，乾癬性関節炎の重症度を決定すると同時に，診断を確定するのに役立つ。乾癬性関節炎の評価には，X線，超音波，CT，MRI，骨シンチグラフィーなどのさまざまな方法が使われる。これらの放射線学的技術を使用して確認することができる乾癬性関節炎特有の特徴を述べる。

1. 通常の放射線画像（X線）

　X線は乾癬性関節炎の放射線学的評価における主要部である。X線は比較的安価で，手軽に利用でき，ほとんどの医師が読影できる。臨床的に乾癬性関節炎が疑われる場合，手，足，骨盤，脊椎や他の罹患関節のX線評価が，乾癬性関節炎による変化を探すために実施される。それゆえX線は乾癬性関節炎の診断の補助として使用されている。X線は疾患経過をたどると共に，疾患の重症度を評価するためにも使用される。しかしX線所見における変化は，一般的には急性の炎症というよりは関節の破壊を表わしている。初期の疾患では，手や足のX線像は，罹患関節の周りの軟部

組織の腫脹を示す。指炎が発現した場合，軟部組織の腫脹はすべての手足の指に関係するだろう。さらに重症あるいは長期的な疾患においては，関節辺縁にびらんが進行する。びらんとは炎症が起きている滑膜によってくずされた骨の部位である。びらんは疾患重症度のマーカー（目印）である。びらんは関節辺縁のすぐ脇で起こる関節リウマチの場合とは対照的に，関節辺縁からすこし離れて発現することもある。乾癬性関節炎の場合では，びらんは骨新生に伴って発症することが多い。実際関節辺縁のびらんと骨新生の合併が，乾癬性関節炎の特徴である（図6-1〜6-3）。

　X線上にみられる変化は，進行性である場合が多い。初期の変化には骨の異常を伴わない軟部組織の腫脹が含まれる。これは関節辺縁のびらんを引き起こすが，関節腔が減少することはない。すなわち軟骨の厚さを反映する関節内における2つの骨間にあるスペースのことである。破壊が進行するにつれ，軟骨と骨の破壊が進むため関節腔が減少すると共に，びらんの大きさや数が増大する。最終的に関節は完全に破壊される―すなわち全関節の破壊といわゆる'ペンシルインカップ'変形か，本質的には二つの骨の関節が一つになってしまう強直と呼ばれる完全な骨状の橋が架かる（図6-4, 6-5）。

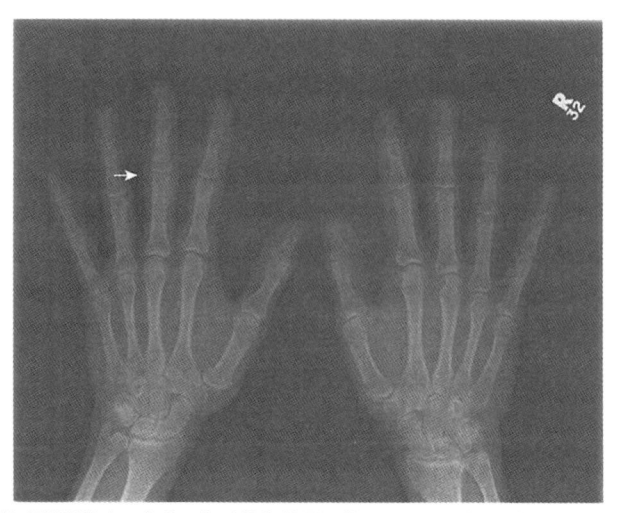

図6-1　乾癬性関節炎の左第3指近位指節間関節における軟部組織の腫脹

1. 通常の放射線画像（X線） 47

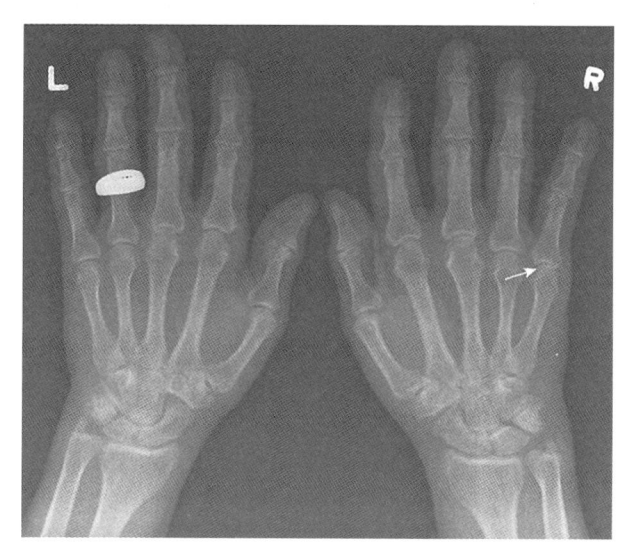

図 6-2 乾癬性関節炎の第5指のびらん性関節炎

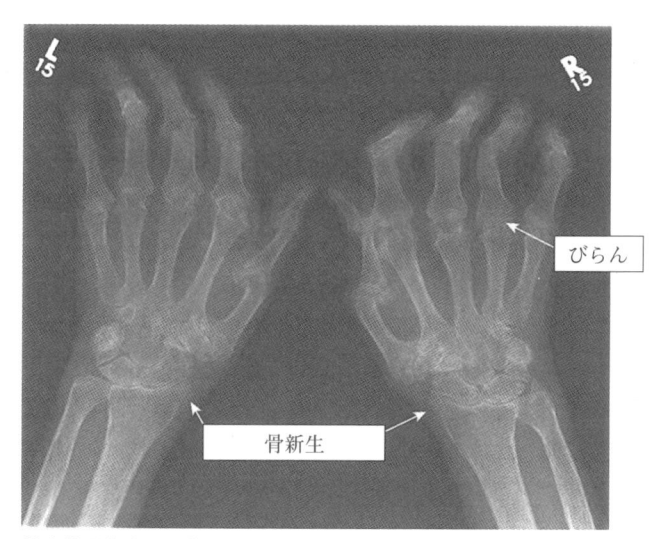

図 6-3 乾癬性関節炎の関節辺縁近くの骨びらんと骨新生

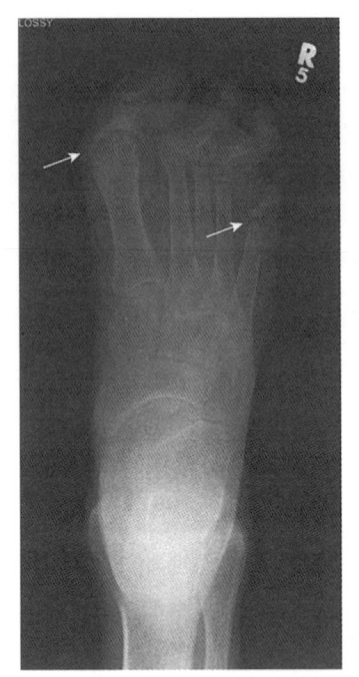

図6-4　乾癬性関節炎の第1足指関節のペンシルインカップ変形

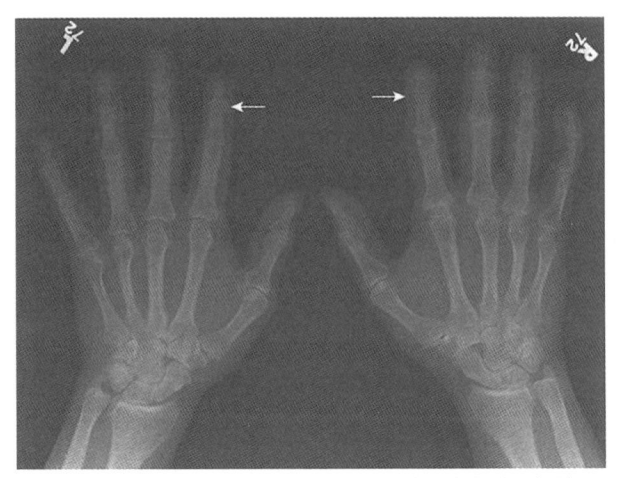

図6-5　乾癬性関節炎の両側第2指遠位指節間関節の完全癒合（強直症）

骨盤のX線では，仙腸関節と呼ばれる骨盤の内側深くにある仙骨と腸骨の間の関節に変化が現れることが多い。これらの変化は，仙腸関節炎の存在または仙腸関節の炎症を反映している。最も初期の注目すべき変化には，関節の空間（幅）が広がることが含まれ，評価するのが難しい場合が多い。続いてびらんが進行し，関節近くの骨がだんだんと白くなっていき（硬化症），さらに関節に骨状の橋が形成される。進行性の仙腸関節炎は，完全な関節の癒合を導く。仙腸関節の変化は，時々臨床的な症状を伴わずに発症する。それゆえ，骨盤のX線は，その存在を探すために役に立つ（図6-6，6-7）。

　頸部と背部のX線上の変化は，脊椎関節の炎症の結果を映し出していることが多い。これらの変化は，横（側面）から撮った脊椎のX線像で最も明視化することができる。一番初期の変化としては，個々の椎体の前側の上部と下部の角が光ってみえることである。続いてこれらの角にびら

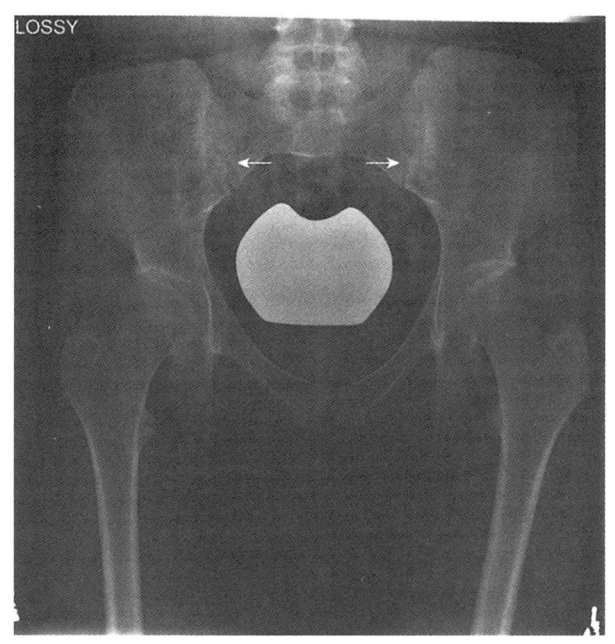

図6-6　乾癬性関節炎の仙腸関節のびらんと硬化像（グレード2の仙腸関節炎）

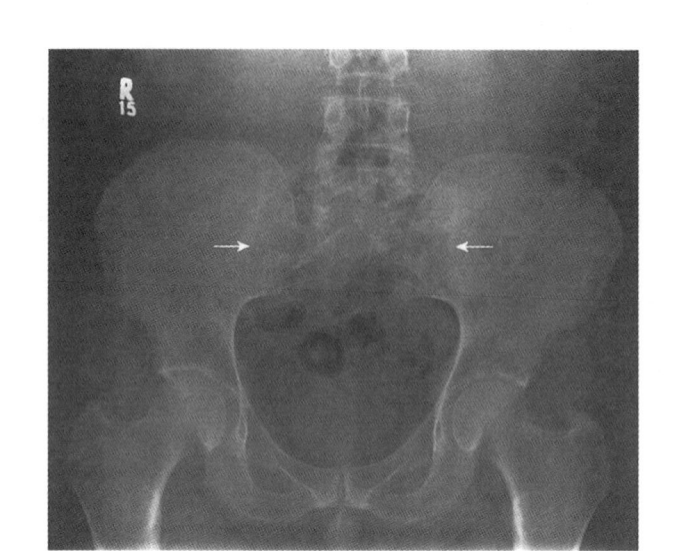

図6-7 乾癬性関節炎の仙腸関節の完全癒合（グレード4の仙腸関節炎）

んが起きる。椎体角のびらんは，推体の形状を変容させ，多かれ少なかれ正方形の様な形に変えていく。それゆえこれらの変化は椎体の'方形化'と呼ばれている。続いて椎体から椎間板のスペースを超えて'辺縁の靱帯棘'と呼ばれる骨状の橋が形成される。完全な骨状の橋が形成される場合もある。ほとんどの椎体に橋が架かった時，'竹様脊椎'と呼ばれる。これらの変化は強直性脊椎炎における変化と酷似している。しかし乾癬性関節炎の場合は，靱帯棘は椎体から離れた部位に形成されることが多い。これらの'辺縁以外'の靱帯棘の存在が，乾癬性関節炎の特徴である。このような靱帯棘が椎体に橋を架けることもある。このような変化はあらゆる部位で発症する可能性がある（頸椎，腰椎には頻繁に発症する）。頸椎における環椎と軸椎の間の関節である環軸関節の炎症が，深刻な結果を招く場合がある。軸椎が環椎から離脱し，脱臼してしまう。この脱臼した頸椎の軸椎が，頸部の脊髄を圧迫する。頸部の脊髄の圧迫は四肢のこわばりと筋力低下をおこし，突然死を招くことがある。十分に前方や後方に屈曲した状態で側面から撮られた頸部のX線が，この状態の診断に役立つ（図6-8，6-9）。

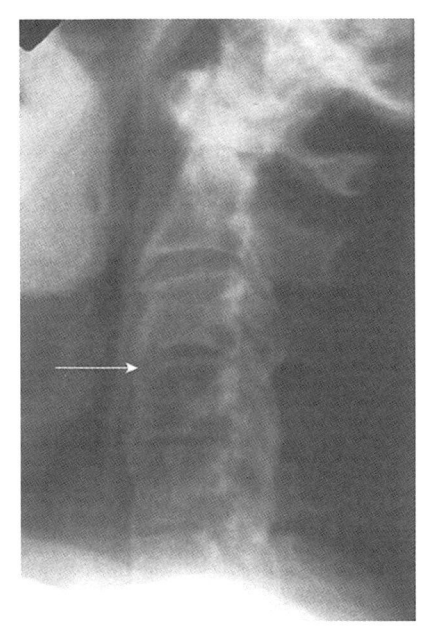

図6-8　乾癬性関節炎の頸椎の典型的な辺縁靱帯棘

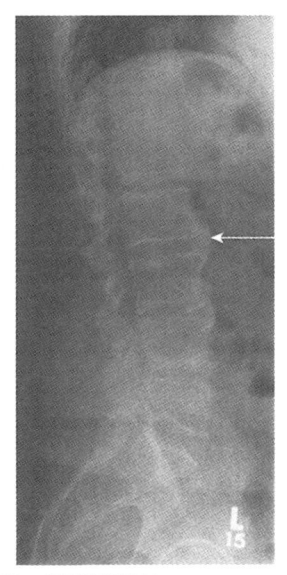

図6-9　乾癬性関節炎の腰椎の非辺縁靱帯棘

2. 超音波

　超音波は，乾癬性関節炎における炎症と破壊の両方の評価に大変有効である。それは関節の腫脹をよりよく評価するのに役立つ。超音波は腱と付着部（骨に腱が接合する部位）の評価にも有効である。血流の量を検査できるドプラー評価と組み合わせて，超音波は関節や付着部の活動性の炎症をみつけるのに役立つ。通常のX線では，画像でこの部位の炎症を探すことはできない。特に手の関節においては超音波を使ってX線上にびらんが現れる前にそれを探すこともできる。超音波はベッドの脇や外来患者のクリニックでも使用できるため，熟練者にとっては貴重な道具である。それは関節に注射を誘導するためにも使われる。超音波は音波を利用したものなので，超音波によって放射能に被爆するリスクはない。それゆえ頻繁に利用され，被爆を避ける必要があるような状況でも使用することができる。

3. 磁気共鳴画像法：MRI

　MRIは炎症と破壊の両方を探すという点で，乾癬性関節炎の評価に革命を起こした。特定の関節や部位の炎症が疑われた場合，MRIは異常を具体的に示すのに有効である。滑膜，軟骨，腱，靱帯などの組織は，MRIでよくみることができる。しかし骨はあまり明視化することができない。造影剤（ガドリニウム）の注射によって増強されたMRIによって，活動性の炎症をみつけることができる。MRIはX線には反映されない段階の骨のびらんを示すこともできる。隣接する骨の炎症も簡単に探すことができる。

　MRIは脊椎における活動性の炎症を探すのにも大変有効である。脊椎の炎症と同様に，仙腸関節の炎症と破壊も発見することができる。X線上に異常が明視化される前に，通常変化の証拠がはっきりと現れる。それゆえMRI評価は特に脊椎に罹患した初期の疾患の診断には不可欠である。MRIスキャンは環椎と軸椎の脱臼はないか，脊髄への罹患はないかなど，頸椎のさらに詳しい評価にも効果的である。MRIが広く使用されること

を阻む主な要因は，費用と有用性である．炎症を探すために使われる造影剤もコストに加算される．通常一回の検査では一ヵ所の評価のみである．さらに人工関節やペースメーカーなどの金属の機材を体内に埋め込んでいる患者は，MRIを使って評価することができない．MRIが行われている間，患者は狭い密室にじっと横になっている必要がある．したがって閉所恐怖症の患者には不可能であろう．

4. コンピューター断層（CT）

CTは特にMRIの使用が不可能であるが，関節や脊椎の詳しい評価が必要な場合に最も有効である．CTもまた関節の詳しい画像を提供する．骨についてはMRIより，もっと鮮明に見ることができる．しかしCTでは，多量の放射能にさらされるため，頻繁に使用することは勧められない．

5. 骨シンチグラフィー

この技術は，臨床的評価で問題があると特定された特別な部位の詳しい評価に役立つ．炎症に侵された部位を特定するために，全骨格組織の画像検査を行う方法の1つに，放射線同位元素（ラディオアクティブアイソトープ）を用いた骨シンチグラフィーがある．同位元素を血管に注射し，炎症部位に同位元素が取り込まれることで，スキャナーを使って画像化できる．このような検査は乾癬性関節炎の患者の関節と骨の炎症部位を明確にする．この種の画像検査は，炎症性関節炎の存在を際立たせるための骨格組織の判別検査に役立つ．実際骨シンチグラフィーを用いて，多くの研究者は活動性の関節炎とはみなされていない乾癬患者の関節や付着部に，実際無症状の炎症が存在することを示している．

それゆえ，現在では関節を評価するために多くの方法が利用されている．臨床上の問題や病気の段階にもよるが，適切な画像診断法が関節や脊椎を評価するために選択されている．

第 7 章　乾癬性関節炎の診断方法

> **キーポイント**
> - 乾癬性関節炎は，以下によって診断される。
>   - 臨床的評価
>   - 臨床検査
>   - 放射線学的評価
> - 乾癬性関節炎の患者には標準化された評価が大切である。
> - CASPAR基準は乾癬性関節炎の患者の鑑別に大変有用である。

　乾癬患者にはさまざまな関節症状が発症する可能性があり，それらを乾癬性関節炎と鑑別する必要がある。乾癬は人口の2～3％に発症するありふれた症状であり，関節リウマチは人口の1％に発症する炎症性関節炎の最も一般的な型なので，関節リウマチと乾癬の同時発症は偶然にも一万人に一人だけと予測されている。乾癬性関節炎と同じく，関節リウマチも本来炎症性なので，鑑別が難しいことがある。関節炎の最も一般的な型である変形性関節症は，人口の約5％に発症し，乾癬と併存している場合がある。変形性関節症は通常炎症型の関節炎ではないが，乾癬性関節炎患者がよく侵される指の末端関節が同じように侵されるため，変形性関節症と乾癬性関節炎の鑑別が必要である。乾癬性関節炎はときどき痛風に誤診されてしまうことがある。痛風は関節に尿酸が沈着することで引き起こされる結晶誘発の関節炎である。乾癬性関節炎の患者には実際乾癬性関節炎なのに，痛風と誤診される赤く熱を帯びた関節の腫脹が現れることがある。乾癬性関節炎との鑑別が必要なもう一つの症状は，他の脊椎関節炎のグループのものである。

❌ 俗　説

乾癬性関節炎は血液検査によって診断することができる。

❗ 事　実

血液検査は診断的ではないが，他の関節症状を除外するのに役立つ。診断は診察，臨床検査，放射線学的評価に基づいて行われる。

1. 乾癬性関節炎の診断に役立つ臨床的特徴

　実際に乾癬性関節炎の鑑別に役立つ多くの症状がある一方で，臨床的にも放射線学的にも多くの有効な特徴がある。患者の筋骨格系に炎症性疾患が現れた場合，乾癬性関節炎という診断が考慮される。それらはある種の関節炎，指炎，付着部炎，あるいは脊椎炎であるかもしれない。皮膚乾癬の存在は重要な手がかりであり，特に頭皮，へそ，乳房の下，殿裂などの隠れた部位を慎重に探す必要がある。乾癬の証拠が爪だけに発現する場合もあるので，爪の変化も慎重に調べるべきである。さらに爪病変は乾癬単独の患者の約半数に現れるだけなのに対して，ほとんどの乾癬性関節炎の患者には爪に症状が現れる。

　次の手がかりは罹患関節のパターンである。遠位指節間関節（手足の指の末端関節）の罹患は特徴的である。前述したように，これは変形性関節症の特徴でもあるが，変形性関節症には通常炎症性の症状は発現しない。変形性関節症の患者は痛みに悩まされるが，通常腫脹や朝のこわばりはみられず，痛みは安静よりも活動によって悪化する。乾癬性関節炎の罹患のパターンは非対称性である場合が多く，体の両側にある同じ部位の関節には罹患しない。これは非常に高い対称性傾向を持つ関節リウマチの場合ではまれである。乾癬性関節炎の特徴的なパターンは，互いに並んだ関節とは対照的に，特定の指，足指におけるすべての関節が侵される'レイ'（放射状）パターン（図7-1）である。これは乾癬性関節炎の典型で，関節リウマチや変形性関節症では通常みられない。

指炎の存在も重要な特徴である。それは乾癬性関節炎の典型的な特徴で，関節リウマチでは見られない。指炎が現れる他の関節炎症状は反応性関節炎のみであり，それには乾癬との関連はみられない。

炎症性の頸部や背部の痛みとして発現し，運動制限を伴ったり伴わなかったりする脊椎への罹患は，特に症状が出つくした疾患においては乾癬性関節炎の患者の約半数に現れる。脊椎の罹患は関節リウマチの特徴ではない。脊椎炎や末梢関節炎の存在は，乾癬性関節炎の診断の可能性を高くし，事実上関節リウマチなどの疾患を除外できる。

乾癬がみられない場合にも乾癬性関節炎の診断が下されることがある。

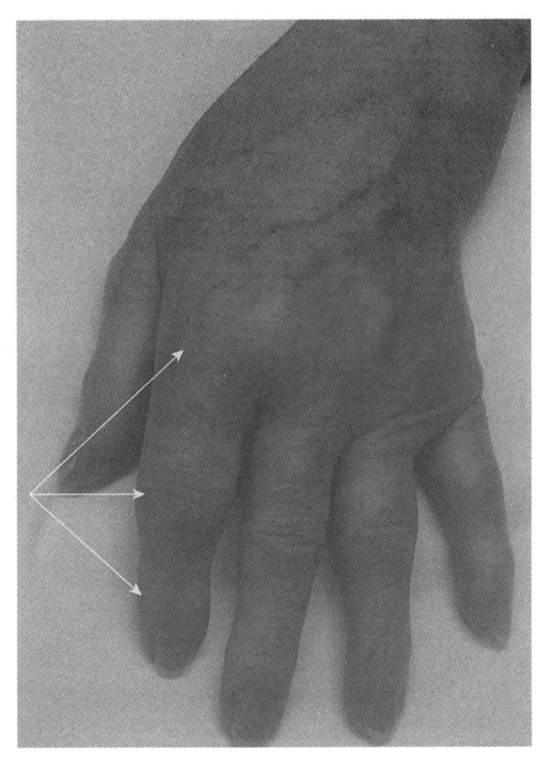

図7-1　乾癬性関節炎の第2中手指節間関節，近位指節間関節，遠位指節間関節（レイ型）の罹患

先に述べたような独特な特徴が現れている場合には，皮膚乾癬がなくても診断されることがある。特に乾癬や乾癬性関節炎の家族歴がある場合には診断されやすい。'ペンシルインカップ'変形，骨の強直症，びらん部位近くの骨新生，辺縁以外の靭帯棘などの特有な放射線的特徴が発現した場合，診断される場合もある。

> ❌ **俗 説**
> 乾癬性関節炎における炎症の程度は，血液検査に反映される。

> ❗ **事 実**
> 赤沈やCRPなどの炎症を調べるための血液検査は，乾癬性関節炎患者の50％までは正常である。それゆえ活動関節数（腫脹や圧痛がある関節の数）が，末梢関節の炎症の程度を評価するために使用されている。

2. 乾癬性関節炎における臨床検査

血液検査は乾癬性関節炎の診断では重要な役割を果たさない。特徴としてはリウマトイド因子が陰性であり，陽性でも診断が除外されることはない。赤沈（ESR）やC反応タンパク（CRP）の上昇などの血液における炎症のマーカーは，患者の約半数に現れるだけである。しかしこれらは重症度のマーカーになる。通常実施されるそれ以外の検査は，血球算定，肝臓，腎臓の機能テストなどの日常的ないつもの検査である。それらの検査は診断にとって重要ではないが，合併症状の存在に関する重要な情報を提供し，治療をモニタリングするのに役立つ。関節から抜き取られた関節液は，炎症を確定し，感染や結晶などの他の炎症の原因を除外する検査に使われることがある。通常関節鏡検査を使って行われる滑膜の生検法は，慢性炎症の証拠を提示し，慢性的な感染を除外するために必要になる。

3. 画像診断

　画像は診断に決定的な役割を果たす．X線は軟部組織の腫脹から完全な破壊に及ぶ変化を伴う炎症による罹患の証拠を示す．正確な診断に役立つ特徴として，びらんや骨新生が含まれる．X線は脊椎の関節炎を特定するためにも役立つ．通常のX線では，過去の破壊の証拠が示され，初期の疾患においては正常である場合が多い．このような状況では，超音波やさらに重要なMRIのような他の画像所見が，X線では見ることができない炎症の部位や，関節の罹患や破壊の存在を特定するのに有効な場合がある．骨シンチグラフィーは炎症によって侵された関節を特定するのに役立つ．それゆえ画像所見は特に診察の結果があいまいな場合に重要な役割を果たす．

4. 乾癬性関節炎のための分類基準－CASPAR基準

　乾癬性関節炎を分類するためのCASPAR基準の開発により，乾癬性関節炎の診断が容易になった．CASPAR基準に従えば，炎症性の関節，脊椎，または付着部の疾患があり，乾癬と，爪病変，指炎，リウマトイド因子陰性，またはX線上に骨膜の反応の内どれか一つがみられるとき，乾癬性関節炎と診断されるだろう．乾癬はないが，乾癬の家族歴または乾癬の病歴と，それ以外に上に記した特徴の内二つがあるならば，乾癬性関節炎と分類できる．乾癬がない場合でも，炎症性の筋骨格系疾患がある場合は以下に示す特徴の内のどれか3つに当てはまるとき，乾癬性関節炎として分類できる．すなわち，指炎，爪病変，リウマトイド因子陰性，骨膜の反応である（表7-1）．

　したがって，十分な病歴聴取と診察の後，画像と臨床検査で得られた情報をもとに，リウマチ医は乾癬性関節炎の診断を行う．

5. 乾癬性関節炎における標準的な評価

　診断が確定したら，症状発現は将来の変化を決定し，特に特定の治療法が効果的かどうかを判断するために，組織的な評価が必要になる．それゆ

表7-1　乾癬性関節炎のCASPAR基準
以下の3つ以上を伴う炎症性筋骨格系疾患（関節，脊椎，付着部）

1. 乾癬の証拠 （a, b, cの内の一つ）	a. 現在ある乾癬*	皮膚科医によって診断された乾癬性の皮膚，頭皮疾患が現在発現している。
	b. 乾癬の病歴	患者，家庭医，皮膚科医，リウマチ医から過去において乾癬と診断された病歴がある。
	c. 乾癬の家族歴	第1，2度親近の親族に乾癬の家族歴がある。
2. 乾癬性爪ジストロフィー		爪剥離症，爪陥凹，角質増殖症（角化症）を含む典型的な乾癬性爪ジストロフィーが診察で確認される。
3. リウマトイド因子陰性		検査室の正常値の範囲が地域で得られる値による。ラテックス以外のELISAまたは比濁法などの方法が好ましい。
4. 指炎 （aかbのどちらか）	a. 現在の指炎	指全体の腫脹
	b. 指炎の病歴	リウマチ医に確認記録された
5. 傍関節骨新生の放射線学的所見		手足の通常のX線所見で関節辺縁近くにぼんやりとした骨形成（但し骨棘形成は除く）がみられる。

＊現在乾癬スコア2，他は1
ELASA＝酵素関連イムノソルベント（免疫吸収剤）分析

え皮膚，爪，関節，指炎，付着部や脊椎は，標準的な方法を用いて評価する。

　乾癬の範囲や重症度は，通常乾癬範囲と重症度指数（psoriasis area and severity index：PASI）と呼ばれるスコアリング（点数）システムを使って評価する。乾癬に罹患した体表面積の総量を記録する。罹患した爪の数と，より客観的な評価のために，爪乾癬重症度指数を計算する。圧痛と腫脹がある関節数を臨床的破壊がみられる関節と同様に記録する。指炎がある場合，それも記録する。圧痛がみられる付着部の部位もカウントする。脊椎の動きの範囲も一連の手技（操作）を使って記録する。腰椎を前方に曲げられる範囲は，ショーバー検査を用いて計測する。横に曲げる能力は直立した時と，充分に横に曲げた時の可動域を計測することで評価する。胸の拡張と首の旋回も記録する。次に壁の前に直立して，壁と後頭部の距離を計測することで首が前傾していることとその程度を計測し記録する。改善あるいは悪化を客観的に計測するために，これらの要素は概して定期的に同様の標準的な方法で検査する。

　同様にX線とMRIも組織的な方法で点数化される。X線を用いてびら

んや破壊の程度を示している関節の数を記録する。仙腸関節炎の程度，脊椎の方形化の有無，靱帯棘の存在と程度を記録する。それから末梢関節炎と脊椎の変化の総合スコアを記録し，高い点数が高度な破壊を示す。同様に脊椎のMRIは，特別なスコアリングシステムを用いて炎症性の病変の存在を点数化することができる。MRIは活動性の炎症を映し出すので，高いスコアが活動性の高い疾患を示している。

6. 患者の申告による結果

　患者が自己申告した結果も重要である。それらには通常，質問票が用いられる。質問票は痛み，疲労感，身体的機能，健康に関連したQOL（生活の質）を測定するために使用する。これらの質問票は定期的に患者に実施され，リウマチ医の評価の直前に行われるのが理想的である。質問票には疼痛のための視覚化アナログスケール（visual analogue scale），疲労感のためのFACIT-疲労感スケール（FACIT-fatigue scale），身体的機能のためのHAQとQOLのためのSF-36が含まれる。
　それゆえ包括的な臨床的および放射線学的評価の後で，主治医のリウマチ医は診断を下し，疾患活動性を評価する。このようにして将来の評価とスコアも，治療を決定する手助けとして最初に得られたスコアと比較される。

第8章 機能的，精神的な影響

> **→ キーポイント**
> - QOL（生活の質）や機能は，乾癬や乾癬性関節炎の症状に苦しむ患者において，病気の影響をみるための重要な要素である。
> - QOLへの影響を計測するための，一般的な方法と疾患特有の方法がある。乾癬性関節炎の患者で検査され，適切な治療法によって改善することが示されている。
> - 乾癬性関節炎の患者は，身体的機能が減退する。しかし疾患活動性をコントロールする適切な薬剤によって改善する。
> - 乾癬や乾癬性関節炎は患者の精神状態に影響を与える。評価・治療が必要となる。
> - 疲労感は乾癬性関節炎の患者にとって重大な問題である。それは有効な方法で評価することができ，疾患活動性と相関関係があり，適切な治療によって改善する。
> - 人間生活のすべての側面に対する病気の影響を評価する新しいコンセプト（概念）が開発されて，'参加'（participation）と呼ばれている。'参加'は目下乾癬や乾癬性関節炎の患者で研究されている。

　慢性疾患は個人のQOLや機能に確実に影響を与え続ける。乾癬性関節炎も例外ではない。乾癬は慢性，再発性の症状で，時として容貌を損ねてしまうこともある一方で，乾癬性関節炎は変形を伴うことが多い慢性，進行性の炎症性関節炎である。つまり乾癬性関節炎の患者は最初に慢性的な皮膚症状である乾癬によって，次に体を衰弱させる慢性的な関節炎によって，二重に影響を受けることになる。したがって乾癬性関節炎には重大な

機能的精神的影響力がある。実際，過去数年間に実施された多くの研究は，乾癬と乾癬性関節炎の症状が患者の身体的，社会的，精神的な幸福感に影響を与えていることを明らかにしている。

1. 身体的な影響

　乾癬が身体に及ぼす影響ははっきりとみることができる。乾癬は赤い鱗状の病変を伴って発現する。病変が頭皮やすぐに確認することができない部位に限定されている患者もいれば，明らかに顔面，手，腕，足に現れている患者もいる。さらに乾癬性の病変は非常に痒く，それは患者が知覚する不快感の原因にもなっている。関節炎は他の型の関節炎と比較した場合，痛みはそれほど強くないとしても，実際に疼痛と腫脹があり，関節が変形する場合もある。特にこれらの変化に乾癬の皮膚病変が伴った場合，その影響はさらに明白である。これらの身体的特徴は患者の自己イメージ像をゆがませる結果となる。実際2001年の国立乾癬財団調査の中で，回答者の75％が自分は魅力的ではないという気持ちを報告した。調査に回答した患者の内79％が，乾癬は自分の人生に重大な影響を与えていると考えていた。ヨーロッパの研究で，患者の60％は乾癬に関連した重大な問題を抱えていることが判明した。

2. 心理的な影響

　このような身体的な特徴は，患者の心理的な幸福感にも影響を及ぼす。一般の人と比較した場合，乾癬患者にはうつ病患者が多いことが報告されている。うつ病はより重症な乾癬と関連がある。国立乾癬財団調査によれば54％の回答者が，乾癬のために気持ちが落ち込むと訴えた。さらに81％は他人に乾癬を見られた時，心が動揺した。乾癬患者は頼りない気持ちや病気に対するフラストレーション（欲求不満）についても述べている。さらに回答者の57％は，彼らの乾癬が他人に伝染するのではないかと誤解され，別の症状と混同されているとも報告した。もちろんこのことは，特に乾癬患者が理髪店や美容院，あるいは公共のスイミングプールな

どの施設を使う時のフラストレーションの原因にもなっている。

同じような研究が乾癬性関節炎の患者で特別に実施されたわけではないが，これらの患者が対処する問題は乾癬だけではなく，日常活動を行う上での身体的な問題や，さらに大きな無力感を伴う関節炎も加わるのだから，乾癬性関節炎の患者がさらに大きなフラストレーションに晒されているであろうことは明白である。

3. QOLに対する影響

国立乾癬財団調査の回答者の大多数は，乾癬が自分の生活に影響を与えていると報告している。過去20年間で，患者のQOLや機能に与える病気の影響を評価したり計測したりする科学が発達してきた。多くの方法によってQOLや機能を損ねるものがあるかどうかを見極めるだけではなく，減損の程度を測ることができるようになった。これらのスケール（測定法）のいくつかは一般的なものである。つまりそれは特定の疾患に対するスケールではなく，さまざまな疾患に適応できるものであり，異なる症状を比較することができる。また，特定疾患のためのスケールもある。特定疾患専用の質問票は特別な疾患の患者のQOLを測定するが，それらはその病気特有なものであり，他の症状と比較することはできない。

最もよく使用されている一般的なQOLスケールは，「医療短縮型調査36」（Medical Outcome Survey Short Form36：SF-36）である。これは8つの分野に関して0～100の尺度で身体的精神的な健康状態を扱う36項目の質問票である。より高い数字が，より良いQOLを表している。健康な人はすべての分野で80点以上を示す。乾癬と乾癬性関節炎を持つ患者は，一般の人よりそれぞれの分野でかなり低いスコアになり，彼らのQOLが健康な人と比べるとかなり悪いことが裏づけられる。SF-36は，多様な症状に悩む人のスコアを比較することができるという点で有効である。このスケールを用いることで，乾癬患者は糖尿病患者と同程度のQOLであり，癌，心臓発作，高血圧の患者よりさらに悪いということがわかった。同じスケールを用いて，乾癬性関節炎の患者は一般の人よりQOLがかなり低いことが報告された。さらにSF-36のそれぞれの8分野

を分析することで，分野を身体的機能の概要と精神的機能の概要に統合することが可能になった。これら2つの概要スコアを用いると，健康な人からは60近い値が得られる。これらの要素の両方が，乾癬と乾癬性関節炎を持つ患者（ちょうど40以上のスコア）では一般の人や他の慢性症状の患者（43～53に及ぶスコア）に比べてかなり低いことが示されている。SF-36は臨床試験でも使用されていて，治療効果があった患者ではSF-36スコアも改善することが示された。

　一般的なQOL測定法では，乾癬と乾癬性関節炎の患者にとって重要な問題のすべてを捕らえてはいないと主張する研究者もいて，疾患専用のスケールが編み出された。皮膚科的生活の質指数（dermatology life quality index：DLQI）は，皮膚症状に苦しむ患者のために特別に開発された質問票である。DLQIは全体のスコアが最大で30になる10項目からなり，高いスコアが低いQOLを示す。皮膚科専用に制作されたものであるが，10項目は症状，感情，日常活動，仕事/学校，人間関係，治療を含むさまざまな問題に及んでいる。DLQIで乾癬患者のQOLは健常群に比べて低いことがわかった。DLQIは臨床試験における変化に対する感受性が高く，効き目がある薬を摂取した患者は，プラセボを摂取した患者よりDLQIスコアが劇的に改善することが示された。DLQIは乾癬と乾癬性関節炎における新薬の無作為化コントロール試験で最もよく研究されてきたQOLスケールである。

　QOLを評価するためにほかにも疾患専用のスケールが開発されている。これには英国で開発された乾癬QOLスケールと乾癬性関節炎QOLスケールが含まれている。両方のスケールとも良い性能を示すが，まだ臨床試験で検査されていないため，その効果については不明である。

4. 乾癬と乾癬性関節炎における機能

　乾癬性関節炎における機能を計測するために一番よく使用される方法は，健康評価質問票（Health Assessment Questionnaire：HAQ）である。当初は関節リウマチの患者を評価するために開発されたが，乾癬性関節炎においても有効であることが証明された。HAQは質問票に答える前の週

からの身体的機能を評価し，日常生活の8つのカテゴリーに及ぶ20の質問からできている。それらは身支度，身だしなみ，起床，食事，歩行，衛生，伸ばすこと，握ることの他に，用事や家事を含む活動についてである。8つのカテゴリーのスコアは0が身体障害がない状態を表し，3が重度の身体障害を表す尺度で全体のスコアを得るために平均する。乾癬性関節炎の患者は一般の人より高いHAQ（より高度な身体障害を意味している）スコアを示すが，概して彼らのスコアは関節リウマチの患者のスコアほど高くはない。乾癬性関節炎の患者においてHAQスコアは疾患活動性や破壊の特徴と相関関係がみられる。最近の無作為化コントロール試験に参加した乾癬性関節炎の患者では，HAQスコアはかなり高く，中等度の身体障害を示した。これらのスコアはプラセボと比較すると効き目のある薬で治療した患者においては劇的に改善した。新しい生物学的製剤はHAQスコアを改善する明確な効能を証明した。HAQは関節炎がない乾癬の患者にとって有効かどうかは明らかではない。乾癬に関する質問を含むHAQスコアも開発され，試験されたが，乾癬性関節炎の患者で乾癬の質問を含まないHAQでも同様の結果が得られた。

5. 疲労感の評価

　皮膚病変単独の患者にとって疲労感が重要であるかは不明だが，乾癬性関節炎の患者にとっては重要な症候である。疲労感は患者に日常生活動作の妨げとなっているかを質問することによって，または疲労感を測定するために開発された特別な評価法を使用することによって，評価されている。乾癬性関節炎では二つの評価法が使用されている。疲労感重症度スケール（The Fatigue Severity Scale：FSS）は，もともと多発性硬化症や全身性エリテマトーデスの患者を評価するために開発された。それは疲労感に関連した9つの質問からなり，それぞれは全く影響がない0から完全に疲労感に打ちのめされた状態を表す10の間で点数化される。この方法は乾癬性関節炎の患者でも有効であり，信頼性が高く，変化に対する感受性が高いことが実証されている。FSSによって計測された疲労感の変化は，疾患活動性の変化と相関がみられ，疲労感は何らかの形で炎症の経過そのもの

と関連があることが示された。

　癌患者の疲労感を評価するために最初に開発されたもう一つの評価法は，慢性疾患治療法の機能的評価（Functional Assessment of Chronic Illness Therapy：FACIT，疲労感スコア）と呼ばれる。FACIT疲労感質問票に関する13項目の回答は，全スコアが0〜52に及ぶ4ポイントスケールで測定される。高いスコアが少ない疲労感を示す。FACIT疲労感スケールは，一般の人，癌，関節リウマチ，最近では乾癬性関節炎などに有効とされている。FACIT疲労感スケールには患者が申告した極度の疲労感の存在と同様に，疲労感重症度スケール（FSS）との相関が示された。さらに，FACIT疲労感スケールは活動関節数とも相関がみられた。FACIT疲労感スコアの改善は新薬の治験の結果でも相関があった。

6. 参加：participation

　QOLと機能を評価するために前述した方法は，日常生活に必要な仕事をするための個人の能力に特別な焦点が当てられていた。しかし仕事における実際の能率については考慮されていなかったし，レジャーや娯楽活動は含まれていなかった。世界保健機構（WHO）を通じて，患者の生活に与える病気の影響のすべての側面を扱う新しい方法が開発されている。それはすべての生活行事に参加するための個人の能力を示す，'参加（participation）'という新しいコンセプト（概念）である。乾癬性関節炎は'参加'という評価法を開発するための症状の一つになっている。乾癬・乾癬性関節炎研究グループGRAPPA（Group for Research and Assessment of Psoriasis and Psoriatic Arthritis）の努力を通じて，患者と医師が評価に必要な項目の開発に参加することで，多くの共同研究が始められた。さらに乾癬性関節炎の患者によって完成した'参加'という評価法の研究に多くの施設が参加している。これらの研究は目下分析されていて，その結果は2010年以内に利用できるようになるだろう。

7. まとめ

　乾癬や乾癬性関節炎の症状に苦しむ患者において，QOLや機能が病気の影響をみる重要な要素であることは明白である。乾癬と乾癬性関節炎の患者が治療を受けている時は，患者と医師の両者が皮膚や関節症状の範囲や重症度を検証すると共に，病気の影響に注意を払うことが重要である。
　病気の身体的側面に作用するだけではなく，疲労感やQOL，機能によって測定される患者への影響も改善する治療法を使用することが大切だろう。

第9章 非薬物療法

> **キーポイント**
> - 乾癬性関節炎の管理において、理学療法や作業療法は重要である。
> - 非薬物療法は関節疾患による障害を制限するのに役立ち、患者のQOL全体を改善する。

　すべてのリウマチ性疾患と同様に、乾癬性関節炎の治療にも学際的なチームによる治療が関係する。薬を使用する薬物療法は、乾癬性関節炎などの炎症性関節炎の治療にとって基本であるが、非薬物療法もまた重要な役割を果たす。乾癬性関節炎の患者における包括的ケアには、薬物療法、非薬物療法、教育的介入などの総合的な治療法が必要である。非薬物療法には主として患者教育、理学療法、作業療法が含まれる。

1. 患者教育

　患者が自分の症状についての教育を受けることは、最も重要なことである。現在では簡単にインターネットを通じて知識を得ることができるようになった。しかしインターネットから得られる情報の中には、必ずしも正確ではないものもある。それゆえ病気の特徴や乾癬性関節炎の患者に発症する合併症と同様に、炎症性関節炎の本質や皮膚疾患と関節疾患との関係を患者に教育するために、多くの時間が費やされている。本書は患者教育のために特別に作成された。

　同じような方法が他の施設でも採用されている。炎症性関節炎を扱った公開講演会が頻繁に催され、乾癬性関節炎の専門家がいる多くの施設では、

乾癬性関節炎に関する特別な講義が実施されている。多くの皮膚科医は，乾癬や関連した関節炎についての教育的講演会を開催している。

　教育を受けた患者は，乾癬性関節炎の管理において非薬物的介入の役割と，早期治療の必要性を高く評価するようになるだろう。

2. 理学療法

　低負荷運動の効果は，関節炎がある患者でも，ない患者においても，あらゆる年齢のグループで認められていて，乾癬性関節炎の患者もその例外ではない。患者には，専用の運動療法が有効である。乾癬性関節炎専用の運動プログラムは開発されていないが，乾癬性関節炎では末梢関節と脊椎の両方が侵されるため，関節リウマチと強直性脊椎炎の患者のために開発された運動プログラムを患者に推薦することができる。

　乾癬性関節炎が活動期で，患者に腫れて痛む関節が複数ある場合，理学療法を実行することは不可能であるかもしれない。このような状況では，痛みや炎症を和らげるために安静と薬物療法で治療されるべきである。症状が改善したらすぐに，理学療法を始める必要がある。症状を改善する方法は，主に罹患した筋骨格の部位が，末梢であるのか，軸であるのかによって異なる。

　理学療法にはリハビリテーション科で実施するものと，患者の家で実施する運動療法がある。初めのうちはリハビリテーション科で教えてもらった運動療法が患者に有効だろうが，マスターしたら，家で継続する方がより実行しやすいし，掛かる費用も少ない。日常的な習慣にこれらの運動療法を組み込むとよい。

　最初に理学療法士は，身体的，機能的状態を評価し，次に関節，心臓，肺についても評価する。彼らは痛みを緩和させる方法と，特に高齢者には動き，バランス，歩行の改善法を教える。また理学療法士は柔軟性，筋力強化，持久力を改善させる運動を教える。疼痛と運動不足（不動）のために活動性の関節炎がある患者では，心血管系の体調不良，筋力低下，持久力の減退が進行する。これが患者の身体的機能に大きな影響を与える。定期的に実施する調整運動は，機能とQOLの両方を改善する。乾癬性関節

炎の患者に勧められる主な運動は，柔軟運動，可動域運動，筋肉調整運動，有酸素運動などである．

（可動域運動）

　乾癬性関節炎は炎症性関節炎であり，脊椎と末梢関節における関節の破壊と動きの制限を引き起こす．それゆえ定期的に行う可動域運動は，乾癬性関節炎患者が末梢関節や脊椎関節の機能や柔軟性を維持するのに重要である．可動域運動は朝のこわばりを減らすことにも役立つ．乾癬性関節炎の患者は，日常の習慣の一部としてこのような運動を続けるようにアドバイスされる．

（筋力調整運動）

　筋力強化運動も筋力を促進し，痛みを緩和し，機能を回復する．筋力強化運動には異なる強度がある．これらの運動には家で行う低強度の運動から，特別な筋肉群を鍛える中強度の運動，監視の下で行う高強度の運動がある．運動の性質や強度は患者の年齢，罹患関節，合併症，治療の目的などのさまざまな要因によって理学療法士と相談の上，個別に制作され，計画されなければならない．パーソナル（個人的な）トレーナーから助言を求める患者もいる．活動性の炎症がない人には，このようなプログラムは適当かもしれないが，積極的な訓練に入る前には，医師による検査が必要である．

　一般的に，治療法は関節保護や段階的抵抗運動訓練の原則を理解し，関節状態の管理に関する専門的知識を持った理学療法士の監督の下で開始される．不安定性や転位などの高度な破壊がある関節は，保護しなければならない．脊椎への罹患を持つ患者には，疼痛，運動の制限，さらには脊椎の変形が起こる．このような患者には強直性脊椎炎の管理に使用される理学療法が有効である．悪い姿勢を矯正することや背部の伸長運動は，脊椎の変形や機能を維持するために重要である．深呼吸運動は，胸の拡張を改善する．乾癬性関節炎の患者においては，頸部の運動制限が特に厄介である．定期的に実施する可動域運動は，首の動きを維持するために重要である．教育と監督のために必要な2〜3週間を経て，患者は自宅でリハビリ

を続けられるようになる.定期的な強化,動機付けは長期的な結果を改善する.

(有酸素運動)

有酸素運動は,機能,心血管の健康,QOLの改善に役立つ.この種の運動には,ウォーキング,サイクリング,エアロビックダンス,水泳などの活動が含まれる.ほとんどの患者は関節の破壊を悪化させずに,安全にこれらの活動に参加することができる.しかし重症の皮膚乾癬があると,患者は特に集団によるスイミングプールでの活動などに参加しないようになってしまう場合もある.活動を続けるための動機付けは肝心である.コミュニティープログラムや患者自助グループは,患者の運動プログラムの動機付けに,格別な努力をしている.

(その他の理学療法)

他の理学療法には,熱,冷感,超音波などの物理療法が含まれる.熱は表面にホットパック,パラフィン,水治療法を使用し,深部熱としてジアテルミー（高周波電流）や超音波を応用する.熱の応用は痛みを和らげ,筋肉のけいれんを減らし,リラックスさせ,末梢関節と脊椎の機能を改善する.付着部炎や腱炎のある患者では,超音波を使った局所的な治療が,疼痛や炎症の減退に役立つ.コールドパックや氷を用いた冷感の応用は,特に炎症がある関節に適応すると,症状の改善がみられる.経皮的電気神経刺激（TENS）によって痛みが緩和される患者もいる.TENSは炎症を抑えることもある.このような理学療法を患者に教え,効果が確認できたら,他の治療法と一緒に家庭で使用することもある.

3. 作業療法

関節の保護,エネルギーの節約は,慢性関節炎の管理には重要である.このような方法は痛みを和らげ,関節の破壊がさらに進行することを防ぎ,機能とQOLを改善する.早期に作業療法士を紹介することが勧められる.患者にはエネルギーを節約するための家事や仕事のやり方をどう変えるか

について教えられる。関節を守るために自助具が使用される。家庭や仕事の環境は，目的に応じて変更する。

　乾癬性関節炎の患者において，手の機能には大幅な妥協が必要である。手首や手のスプリントは固定や補助に役立つ。これは炎症を抑え，機能を補助し，変形の形成を減らす。スプリントには機能を助けるため使用される機能用スプリント，変形を矯正する矯正用スプリント，特に夜間睡眠中に装着する休息用スプリントなどがある。

　乾癬性関節炎の患者には，足底腱膜炎とアキレス腱炎のために足やかかとに頻繁に痛みが現れる。足の中央部や前部の関節にも頻繁に炎症が起きる。特別注文であってもなくても，足の装具はその他の方法と共に症状を緩和させるのに役立つ。ヒール（かかと）パッドやリフトなどのさまざまなタイプの装具が，痛みを和らげ，歩行を促進するのに役立っている。硬質の装具は通常特別注文であるが，不必要な運動を防ぎ，位置を固定するために使われる。半硬質の装具は，支え，力の再配分に使用され，通常薬局で入手することができる。重大な変形が発現した場合，熟練した装具士に，最適な装具を考案してもらうことができる。足に軽度の疾患がある患者には，運動靴を履いたり，靴に衝撃を吸収する中敷きを使用することで，充分に痛みを緩和させることができる。股関節疾患のある患者では，歩行用の杖を正しく使用することによって，股関節の動きに伴う痛みを軽減させることができる。

4. まとめ

　乾癬性関節炎の患者における包括的管理には，薬物療法と共に理学療法士や作業療法士を早期に紹介することが勧められる。エネルギーの節約，関節保護，可動域運動，付着部炎や腱炎等の問題部位に対する局所的な治療は痛みを緩和し，機能を促進し，QOL全体を高めるのに役立つ。

第10章　薬物療法

> 🔶 **キーポイント**
> - 薬物療法は乾癬性関節炎の管理における鍵である。
> - NSAIDsは，軽症の疾患を治療し，症状を緩和するために使用されている。
> - DMARDsは高い効果を示すことはないが，管理における第一選択薬として使用されている。
> - 特に抗TNF製剤などの生物学的製剤は，症状の緩和，機能の改善，関節の破壊防止に有効である。

　薬物療法が乾癬性関節炎の管理における鍵を握っている。薬物療法は関節炎の重症度やその段階と，皮膚疾患の重症度によって異なる。患者はリウマチ医，皮膚科医，理学療法士，作業療法士などから構成される医療チームの下で治療を受けることが理想的である。しかしながら，主な問題が皮膚疾患で，関節炎が軽症な場合は，リウマチ医が徹底的に患者を評価した後で，皮膚科医が管理するようになる。このようなケースでは，リウマチ医が定期的に評価を行うことが理想的になるだろう。他方，主な問題が関節疾患である場合，皮膚科医が乾癬の診断を行い，皮膚疾患がうまくコントロールされていない時には助言するなどして，リウマチ医が主に患者の管理に当たるべきである。

　乾癬性関節炎のための薬物療法は以下のように分類される。
　　1. 症状修飾療法
　　2. 疾患修飾性抗リウマチ薬（DMARDs）による療法
　　3. 生物学的製剤による療法

1. 症状修飾療法

（非ステロイド性抗リウマチ薬：NSAIDs）

　NSAIDs は乾癬性関節炎の治療に有効で，痛みやこわばりの症状を緩和する。しかし NSAIDs は病気の進行を防ぐわけではなく，皮膚の病変を悪化させることがある。それらは軽症の乾癬性関節炎を治療するための単独療法として使われ，疼痛，炎症性の腫脹，朝のこわばりなどの症状の管理のために投与される。新しい COX-2（シクロオキシゲナーゼ-2）阻害薬の長期的な使用は，心臓発作や脳卒中のリスクが増すという最近の報告から，ナプロキセン，イブプロフェン，ジクロフェナック，インドメタシン，アスピリン（ミソプロストール，H2 ブロッカー，プロトンポンプ阻害薬と一緒に使用されたり，あるいはなしで使用される）などの従来からある非選別の NSAIDs の使用が好ましい。2 種類の NSAIDs を用いて適切な試験を行った後でも症状が持続する場合，疾患修飾抗リウマチ薬の使用が考慮される。

> ❌ **俗　説**
> ステロイドによる治療は乾癬性関節炎に有効である。

> ❗ **事　実**
> 関節内注射は症状の緩和に役立つが，経口ステロイド剤では効果は示されていない。特にステロイドの用量を漸減していった場合，乾癬が悪化することがある。長期的なステロイド療法には，よく知られている多くの有害事象がある。

（ステロイド）

　ステロイド療法は，診療室のベッドサイドあるいは超音波誘導の下で，関節内注射という形か関節にステロイド（トリアムシノロン，メチルプレ

ドニゾロン）を注射する方法で実施される。ステロイドは通常罹患関節の数が1ヵ所，または2,3ヵ所だけの場合，症状の早期緩和に使用されている。このようなケースでは，1ヵ所，または2,3ヵ所の注射だけで疾患をコントロールできる場合もある。ステロイドは腱炎と関連した疼痛や腫脹の緩和のために，炎症が起きている腱鞘にも注射する。経口ステロイドは，多発関節炎があり，NSAIDsの効き目が不十分である場合に，症状を緩和するために時折使用される。しかし多くの例では乾癬が悪化し，さらに重症の型である膿疱性乾癬に進行することがあるため，ステロイドの用量をゆっくりと漸減しながら，細心の注意を払って使用する必要がある。経口ステロイド療法は，通常その他の長期に作用する薬が効き目を現すまでの短期的な治療手段として使用されている。長期的なステロイド療法は，高血圧，白内障，体重増加，広範な皮膚炎，糖尿病，骨粗鬆症，特に股関節の大腿骨頭壊死などの重大な副作用と関連がある。

2. 疾患修飾薬物療法

　NSAIDs あるいは関節注射の治療にもかかわらず，活動性の疾患が持続する患者か，あるいはX線所見でびらんによる骨破壊が現れた患者には，疾患修飾性抗リウマチ薬（DMARDs）と呼ばれる種類の薬が，通常治療の第一選択薬として使用されている。それらの薬は疾患をうまくコントロールする目的で，疾患の初期段階に使用されるべきである。この種類に属する薬の多くは，関節と皮膚の両方に作用する。重要なDMARDsを以下に示す。

(メトトレキサート)

　メトトレキサートは乾癬性関節炎に最も広く使用されているDMARDである。しかしその使用に関して実施された乾癬性関節炎のコントロール試験は，たった二つだけである。一つでは効果が証明されたが，メトトレキサートを静注すると，有意な毒性が発生した。もう一つの試験では，経口メトトレキサートが使用されたが，大きな改善はみられなかった。試験で使用されたメトトレキサートの用量は，非常に少量で，参加した患者の

数も少な過ぎたため，効果を明らかにすることはできなかった。乾癬性関節炎患者におけるメトトレキサートの使用は，非コントロール試験で良い結果が証明されているが，メトトレキサートがX線所見でびらんの進行を減退するかは示されていない。

　メトトレキサートは癌の治療にも高用量で使用されるが，DMARDとしては通常低用量で使われている。過去十年にわたり，メトトレキサートは典型的には週に1回15mg〜25mgの用量で使用されてきた。通常経口投与するが，用量が週に15mg〜17.5mg以上になる場合は，皮下投与する方が好ましい。

　しかしメトトレキサートには重大な有害事象を引き起こす可能性がある。多くの患者はメトトレキサート摂取後の特に2，3日間に，吐き気，疲労感に悩まされる。さらに重症な有害事象として，肝毒性，血球数の減少などが含まれる。メトトレキサートを使用する場合，肝硬変を引き起こす短期または長期の肝毒性が増大するリスクがあるので，アルコールの消費は厳禁とされる。メトトレキサートを持続的に使用すると，糖尿病，太りすぎの患者では，肝毒性のリスクがさらに高くなる。腎機能が低い場合も，メトトレキサートの有害事象のリスクが増大する。したがって肝機能や血球数を検査するための血液検査は，初期の毒性を発見するために毎月実施する必要がある。特に皮膚科医の中には，肝毒性の証拠を探すために，定期的に肝生検を勧める医師もいる。我々はメトトレキサートの使用を停止した後でさえ，肝機能の検査が持続的に異常を示す場合に限り，肝生検を勧めている。メトトレキサートは催奇形性であるため，子供を出産する可能性がある女性には禁忌とされている。

（スルファサラジン）
　スルファサラジンは乾癬性関節炎の治療に普通に使用されるが，症状に対する効果は中等度である。乾癬性関節炎に対してスルファサラジンのコントロール試験が2，3実施されている。これらの試験では治療を受けた患者の数が少なく，乾癬性関節炎の症状や症候の改善も少なかった。スルファサラジンは症状を改善する可能性はあるが，X線上に現れる破壊の進行を防ぐことはない。さらに命を脅かすことがあるスルファニルアミドア

レルギーを引き起こす重大な毒性とも関連がある。血球数と肝機能は検査されなければならない。薬の摂取後に重症な頭痛が現れる患者もいる。

(抗マラリア薬)

　クロロキンは乾癬を悪化させる可能性があるが，乾癬性関節炎の治療に使用されてきた。しかし症状や症候を減退させ，X線における進行を防ぐ効果は示されていない。クロロキンにも毒性がないわけではない。重大な眼（網膜）の損傷が発症する可能性があり，眼は薬物治療を中止し，ダメージを回復させるために，初期の段階で毒性が発見できるよう定期的に眼科医によってモニタリングされなければならない。硫酸ヒドロキシクロロキンにはクロロキンと同様の働きがあるが，眼毒性は少ない。乾癬性関節炎におけるその効果は不明である。

(シクロスポリンA)

　シクロスポリンAは乾癬のコントロールに有効である。シクロスポリンAは他のDMARDsと比較されてきたが，NSAIDsと低用量のステロイドを併用した場合，スルファサラジンと比較すると，痛みのコントロールにおいてすぐれた有効性が示された。メトトレキサートと比較した場合，効果は同程度であることが判明したが，多くの患者は有害事象のためにシクロスポリンAの使用を中止しなければならなかった。メトトレキサートの効果が不十分な患者には，メトトレキサートにシクロスポリンAを追加すると腫脹関節やPASIスコアが改善するが，痛みや身体機能における改善は示されなかった。それゆえシクロスポリンAは，メトトレキサートが部分的に効く患者の追加薬としての役割を果たす可能性がある。しかしシクロスポリンAには，重大な有害事象がある。血圧が上昇する場合が多く，腎機能が侵されることがある。免疫抑制剤なので，シクロスポリンAを使用している患者は，感染症にかかるリスクが高い。肝機能も検査される必要がある。

(アザチオプリン)

　乾癬性関節炎の治療に時々使用されるが，アザチオプリンが症状を改善

し，病気の進行を防ぐという証拠はない。

(レフルノミド)*

　プラセボと比較した多施設コントロール試験で，最近レフルノミドは乾癬性関節炎に有効な治療法であることが示された。関節炎が改善し，PASI（乾癬範囲と重症度指数）スコアにも改善がみられた。QOLの計測も改善した。レフルノミドは乾癬や乾癬性関節炎を治療するために加わった重要な薬である。しかしレフルノミドによる治療に副作用がないわけではない。治療している間は月ごとに肝機能検査を実施する必要があるし，血球数も検査する。血圧が高くなる可能性があり，皮疹と一緒に重症な下痢が出現することもある。催奇形性のリスクが高いため，子供を出産する可能性のある女性には禁忌とされている。

(それ以外のDMARDs)

　金剤が関節破壊の進行を防ぐという証拠は示されていないが，金剤を（経口または注射で）筋肉内に注射する方法が大変効果的であるとして使用されている。毒性に関する深刻な懸念，遅効性であること，入手に関する問題，さらに有効な薬剤が利用可能になったことから，最近ではめったに使用されなくなっている。ペニシラミンの使用はその毒性のために制限されている。マイコフェノール酸モフェチルは有効であるという報告があるが，その効果を証明するためのコントロール臨床試験は実施されていない。エトレチナート（レチノイン酸誘導体）は一つのコントロール試験と二つの小規模の非コントロール試験で有効性が示されている。

　DMARDsは従来末梢の乾癬性関節炎の患者における第一選択薬として使用されてきた。しかし最近すべての入手可能なデータを再検討した結果，DMARDsが有効である証拠はないという結論に達した。メトトレキサート，スルファサラジン，レフルノミド，シクロスポリンAは，症状を緩和するなんらかの証拠はあるが，病気の進行やX線上での破壊を防ぐ証拠はない。

＊日本では当初，関節リウマチに投与されていたが，間質性肺炎の副作用で死亡する患者が多く，現在，この薬剤を投与している施設は非常に少ない。

> **❌ 俗 説**
> DMARDs を用いた治療は関節の破壊を防ぐ。

> **❗ 事 実**
> メトトレキサート，スルファサラジン，シクロスポリン A は症状を改善する可能性はあるが，DMARDs が関節の破壊を防ぐことは示されていない。

3. 生物学的製剤

　生物学的製剤，特に抗腫瘍壊死因子（抗 TNF）製剤は，乾癬性関節炎の治療に革命を起こした。それは症状や症候を緩和し，さらに関節破壊の進行を防ぐことも示されている。

(抗 TNF 製剤)

①インフリキシマブ

　TNF は炎症を推進する重要な生物学的分子である。インフリキシマブは，人間の TNF に結合するヒト由来のマウス抗体の一部からできていて，TNF を阻害する。0，2，6 週目に，続いて 8 週間ごとに静脈内投与する。複数のコントロール試験で，インフリキシマブは乾癬性関節炎の患者にいちじるしい効果を示すことが判明した。インフリキシマブ多国籍乾癬性関節炎コントロール試験（IMPACT）で，プラセボによる治療で効果が現れた患者はたった 10％であったのに対し，インフリキシマブによる治療を受けた患者の 65％が，治療を開始して 16 週間以内にいちじるしく改善したことが証明された。PASI スコアのベースラインが 2.5 以上の患者において，プラセボで治療を受けた患者は全く改善しなかったのに比較して，インフリキシマブで治療を受けた患者の 68％は 16 週間で PASI スコアが 75％以上改善した。50 週間を通じて，持続的な改善を確認することがで

きた。指炎や付着部炎も改善した。有害事象はどのグループ間においても同様であった。追跡調査の1, 2年間を通して改善が持続していた。さらに大規模なIMPACT 2試験でも，活動性の乾癬性関節炎，乾癬，指炎，付着部炎でいちじるしい改善がみられ，IMPACT試験と同様の結果が得られた。IMPACTとIMPACT 2の両方で関節破壊の進行において好ましい効果が証明された。インフリキシマブは乾癬性関節炎患者のQOLや機能を改善することが示された。

②エタネルセプト

エタネルセプトはTNFに結合し，TNFを不活性化させるタンパク質である。通常1回の用量は25mgで，週に2回皮下投与される。エタネルセプトは乾癬性関節炎に使用された最初の抗TNF製剤である。乾癬性関節炎の最初の第Ⅱ相コントロール試験の結果は，プラセボで治療した患者が23%であったのに対し，エタネルセプトで治療した患者では87%に12週間で効果が現れたことを示した。注射部位反応はエタネルセプトで治療した患者にかなり一般的に現れた。その結果は第Ⅲ相の多施設試験でさらに検証され，QOLにおけるいちじるしい持続的な改善も証明された。X線上での進行も少なかった。以前に行われた試験と同様に，エタネルセプトとプラセボの安全面に関する唯一の重大な差異は，エタネルセプトの方がより注射部位反応が多いということであった。コントロール臨床試験は，エタネルセプトが早い段階で効果を現すことを示唆する一方で，最近の観測研究では，効き目が遅くに現れる患者もいて，治療の6ヵ月後にやっと気づく場合もあると警告する。エタネルセプトもQOLや機能を促進すると同時に，関節破壊の進行を防ぐ可能性を示している。

③アダリムマブ

アダリムマブは完全ヒト型抗TNF抗体で，2週間ごとに皮下投与する。第Ⅲ相コントロール臨床試験であるADEPT試験の結果は，プラセボで治療した14%と比較して，アダリムマブで治療した患者の57%に24週間でいちじるしい効果が現れたことを示した。体表面積の3%以上に乾癬がみられる患者では，PASIスコアが50/75/90に達したのは，プラセボで治療した患者ではそれぞれ12/1/0%であったのに対して，患者の75/59/42%であった。アダリムマブは疲労感の改善と同様に，QOLや機

能において臨床的に意味があり，かつ統計的にも有意な改善を導くとも報告されている。X線上病気の進行を抑える効果も示されている。アダリムマブの治療を受けた患者のグループとプラセボによる患者のグループにおいて，有害事象に違いはみられなかった。

④有害事象

抗TNF製剤を用いた治療による有害事象は注意しなければならない。一番よくみられる副作用はエタネルセプトやアダリムマブによる注射部位反応とインフリキシマブによる注入反応である。注射部位反応は厄介だが，注入反応は命を脅かすことがある。問題となる副作用は感染症のリスクが増大することである。活動性の感染症がある患者はこれらの薬剤で治療するべきではない。潜在している結核や慢性真菌感染症を再燃させるリスクも高い。したがって患者は特に結核などの感染症の存在を調べるために，胸部のX線やツベルクリン反応で検査する。胸部のX線で過去の結核の証拠がみつかるか，ツベルクリン反応が陽性な場合には，理想的には感染症の専門医が結核の再燃のリスクを評価する必要がある。リスクが高い場合には，抗結核薬による短期的な治療が必要になることもある。抗TNF製剤による治療は抗結核薬でのコースが終了した後か，乾癬性関節炎が非常に活動性である場合は，抗結核薬で治療をした1ヵ月後に開始する。抗TNF製剤は多発性硬化症を悪化させるので，この症状がみられる患者には使用するべきではない。発生率は極めてまれであるが，脊髄に脱髄が進行する患者もいる。乾癬性関節炎の患者に悪性腫瘍のリスクが増加することは報告されていない。抗TNF製剤で治療した患者にみられるもう一つの副作用に，掌蹠膿疱症が進行することがある*。このことは関節リウマチのような他の疾患のために抗TNF製剤を使用した患者にも注目されている。

(T細胞療法)

リンパ球機能関連抗原1（LFA-1）とそのリガンドである細胞間接着分子1（ICAM-1）やLFA-3とCD2の間にみられるような相互作用には，T細胞が十分に活性化することが必要である。活性化したT細胞は乾癬や

＊欧米では掌蹠膿疱症が膿疱症乾癬の中に分類される場合が多い。

乾癬性関節炎の進行にとって重要である．最近これらの相互作用を阻害する分子が開発された．
①アルファセプト
　アルファセプトは人間のIgG1のヒンジ部分と一定領域を融合したLFA-3の最初の細胞外ドメインからなる完全な人間の融合タンパク質である．それは抗原によって引き起こされるT細胞やメモリーT細胞の活性化を阻害する．メトトレキサートで治療したにもかかわらず，活動性の乾癬性関節炎がみられる患者に，メトトレキサートと組み合わせてアルファセプト（週に1回15mgの筋肉内注射で）を使用したコントロール試験では，プラセボの患者が23％であるのに比較して，アルファセプトで治療した54％の患者に24週間でいちじるしい効果が確認された．体の表面積の3％以上に乾癬が罹患している患者では，プラセボの患者が17％であるのと比較して，アルファセプトで治療した53％は，PASIスコアが50に達した．薬は研究の最初の12週間だけに投与されたが，これらの結果は24週目に得られたものである．有害事象は軽度から中等度で，治療に関連した有害事象のために治療を持続することができなかった患者はアルファセプトで治療した患者の2％以下であった．副作用は主に感染症によるものである．アルファセプトを用いた治療は，免疫応答において重要なCD4細胞と呼ばれるT細胞のサブクラスを着実に減少させる．それゆえ，この薬で治療する場合，週ごとにCD4数をモニタリングする必要があり，そのレベルが250 cells/ul以下になった場合，注射を中止する．
②エファリズマブ
　エファリズマブはLFA-1のサブユニットの一つである，CD11aに対するヒト化モノクローナルIgG1抗体のことである．この薬は乾癬の治療に有効である．乾癬性関節炎に対してこの薬を用いた第Ⅱ相試験の結果は，不十分なものであり，プラセボを使って治療した患者では19％であったのに比較して，十分な効果に達した患者はたった28％であった．さらに乾癬性関節炎がみられない乾癬患者がエファリズマブで治療を受けると新たに発症した炎症性関節炎が進行し，乾癬と乾癬性関節炎がある患者では，乾癬性関節炎が悪化した．したがって皮膚科医はこの薬を乾癬性関節炎の患者に投与することは好まない．

4. 今日における乾癬性関節炎の管理

　よい効果と低い毒性を持つ多数の薬剤を利用することにより，乾癬性関節炎患者の治療に対して選択肢が広がった。しかし費用や長期的な毒性が懸念されるため，新薬は慎重に投与されている。

　乾癬性関節炎患者の治療に対するアプローチは，段階的な戦略に基づいて実施されている。乾癬と関節炎が軽症の患者には，関節腔内にステロイドを使用したり，しなかったりして，局所的な薬やNSAIDsで治療する。これらの方法にもかかわらず持続性の滑膜炎の証拠がみられる患者，あるいは重症な関節疾患の徴候（3ヵ所の腫脹関節，骨びらんの状態）がある患者では，まず初めに少なくとも2つのDMARDs＊（メトトレキサート，レフルノミド，スルファサラジン，シクロスポリンA）で充分な治療を試みる。我々はメトトレキサートによる治療を，少なくとも3ヵ月，経口または非経口で許容できる最大量（週に17.5mg以上の用量で筋肉内または皮下に注射）として設定した。レフルノミドは日に20mgの用量で投与する。我々は負荷となるような用量は好まない。4g/日までのスルファサラジンを3ヵ月間この薬を忍容できる患者に投与することがある。シクロスポリンは腎機能，肝機能と血圧を精密にモニタリングしながら，3～5mg/kgの用量で投与される。患者に活動性の関節疾患（3ヵ所以上の圧痛と3ヵ所以上の腫脹関節）が持続する時は，通常エタネルセプトやアダリムマブなどの抗TNF製剤を開始する。エタネルセプトが効かなかった場合，インフリキシマブやアダリムマブが試される。それでもまだ患者に効果が現れなかった時は，他の生物学的製剤を検討する。

　患者の主な症状が脊椎炎（脊椎の疾患）か付着部炎なら，従来のDMARDsを使用した治療は効果がない。このような状況下では，充分な治療的用量のNSAIDsで治療することを勧める。少なくとも異なるNSAIDsを2週間試す必要がある。2種類の異なるNSAIDsで試験した後でも，患者に重大な症状が持続するような場合は，エタネルセプト，インフリキシマブ，アダリムマブのいずれかの抗TNF製剤で治療する場合がある（図10 1）。

＊疾患修飾性抗リウマチ薬

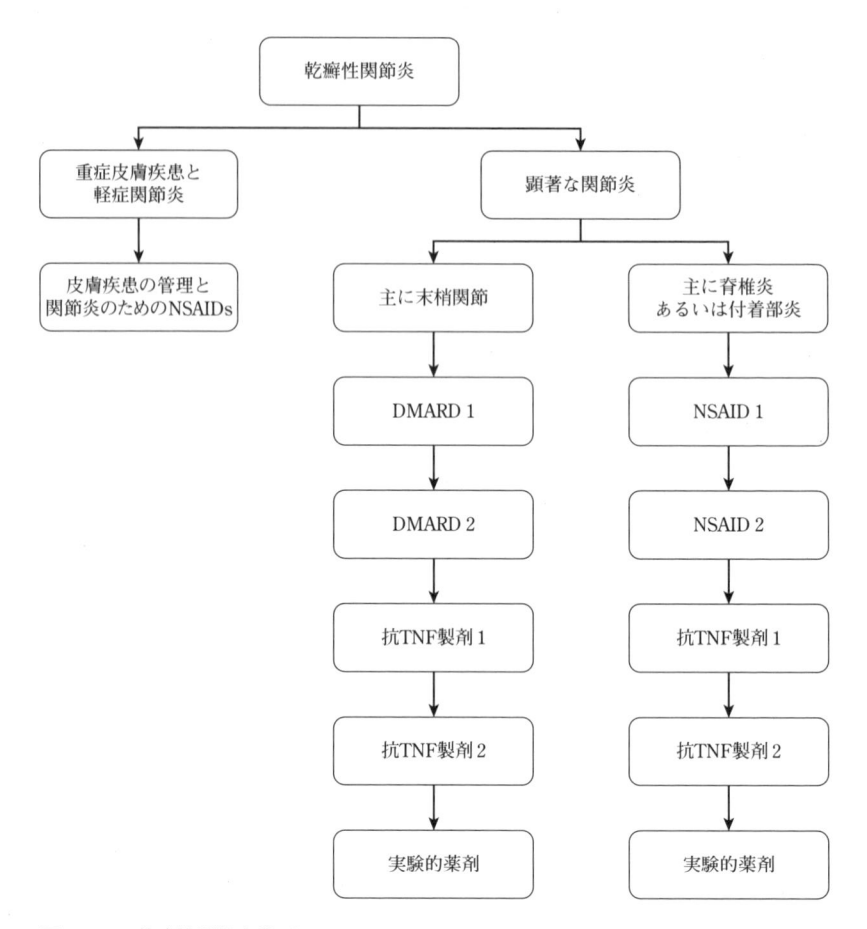

```
                    ┌─────────────┐
                    │ 乾癬性関節炎 │
                    └──────┬──────┘
              ┌────────────┴────────────┐
    ┌─────────────────┐          ┌─────────────┐
    │ 重症皮膚疾患と  │          │ 顕著な関節炎 │
    │   軽症関節炎    │          └──────┬──────┘
    └────────┬────────┘                 │
             │                ┌─────────┴─────────┐
    ┌─────────────────┐  ┌──────────┐       ┌─────────────┐
    │ 皮膚疾患の管理と│  │主に末梢関節│      │  主に脊椎炎  │
    │関節炎のためのNSAIDs│ └─────┬────┘      │あるいは付着部炎│
    └─────────────────┘         │           └──────┬──────┘
                           ┌─────────┐         ┌─────────┐
                           │ DMARD 1 │         │ NSAID 1 │
                           └────┬────┘         └────┬────┘
                           ┌─────────┐         ┌─────────┐
                           │ DMARD 2 │         │ NSAID 2 │
                           └────┬────┘         └────┬────┘
                           ┌──────────┐        ┌──────────┐
                           │抗TNF製剤 1│       │抗TNF製剤 1│
                           └────┬─────┘        └────┬─────┘
                           ┌──────────┐        ┌──────────┐
                           │抗TNF製剤 2│       │抗TNF製剤 2│
                           └────┬─────┘        └────┬─────┘
                           ┌──────────┐        ┌──────────┐
                           │ 実験的薬剤│       │ 実験的薬剤│
                           └──────────┘        └──────────┘
```

図10-1　乾癬性関節炎管理のためのフローチャート

5. まとめ

　乾癬性関節炎は破壊的な関節炎を引き起こす可能性があり，機能的な能力や，健康に関連したQOLに多大な影響を与える。現在では効果が証明された薬剤を疾患の管理に利用することができる。生物学的製剤は従来のDMARDsより効果的であり，関節破壊の進行を防ぐ。しかしコストと長期的な安全性が懸念される乾癬性関節炎の患者の管理において，明確な地位を確立するためには，さらに詳細な臨床的研究が必要である。

第 11 章　乾癬性関節炎における外科手術

> **キーポイント**
> - 乾癬性関節炎のかなりの患者に関節の変形や破壊が現れる。
> - 変形は関節の炎症の程度と関連がある。
> - 患者は初期段階に炎症をコントロールするための治療を受け，関節破壊の進行を防ぐのが理想的である。
> - 乾癬性関節炎の患者はいくつかの外科手術を利用することができる。

1. 乾癬性関節炎における変形と破壊

　乾癬性関節炎は乾癬と関連がある炎症性関節炎である。関節炎は圧痛や腫脹を伴って発現し，約半数の患者に痛み，こわばり，運動制限を伴う脊椎への罹患がみられる。罹患した部位の炎症は，コントロールされないと，変形や破壊を招くことがある。多くの患者は関節の痛みに悩まされ，医師の診察を求めるが，乾癬性関節炎の患者のグループは，他の型の関節炎の患者ほど強い痛みに苦しめられることはない。このような理由から，自分は関節の変形が進行する問題を抱えていると一応認識しているだけの患者が多い。ある研究では病気が発症して 9 年後，乾癬性関節炎のクリニックに通院している患者の 67 ％には，X 線上少なくとも 1 ヵ所の関節にびらんがみられることが判明した。別の研究では，約 20 ％の患者が，同じく 9 年間の罹病期間の後に，5 ヵ所以上の変形を伴ってクリニックに現れたことが示された。経過観察の 10 年後には，患者の 55 ％に変形した関節が 5 ヵ所以上確認された。このように，この疾患には関節の変形を導く性質

がある。研究によって持続的な関節炎は，臨床的放射線学的破壊の両方に関係があることが明らかになった。

2. 乾癬性関節炎における関節破壊のタイプ

乾癬性関節炎の患者にはさまざまなタイプの関節破壊が発症する可能性がある。医師が診察の際に，臨床的に関節の破壊を発見することがある。他方，関節の破壊は臨床的には現れず，X線所見により発見されることもある。X線写真に重症な変化が現れた場合，臨床的な変化とX線所見でみられる骨破壊には相関関係がみられる一方で，関節裂隙が狭少化している証拠が全くなく，単にびらんだけがみられる場合には臨床的に変形がはっきりと現れないことがある。

3. 関節変形

関節可動域がいちじるしく減退している場合は変形に気付かれる。関節が特定の位置で固定され，曲って，まっすぐに伸ばすことができない場合拘縮が進行している可能性がある（図11-1）。これは普通，手や足の小さな関節に発現するが，手関節，肘，膝，股関節など大きな関節が侵される場合もある。このような変形は関節の瘢痕が原因で発生することが多い。後になって関節をまたいで骨状の橋が架かり，関節は癒合し，完全に強直することがある（図11-2）。乾癬性関節炎の患者によくみられるもう一つの変形は，動揺関節（flail joints）である（図11-3）。これは関節の完全破壊が原因で起こり，関節が不安定な状態になる。動揺関節は手や足のすべての関節に発症する可能性がある。変形が進行している関節がどの部位にあるのかにもよるが，関節の変形は機能を損ない，身体障害に至る可能性がある。主に手や足の関節に発症するもう一つの変形は，一つの骨がもう一つの骨からずれ落ち，関節が完全に機能不全に陥る亜脱臼である（図11-4）。このように変形した関節が機能不全に陥ることもあれば，変形した関節の働きは減退するが，まだなお機能しているという場合もある。

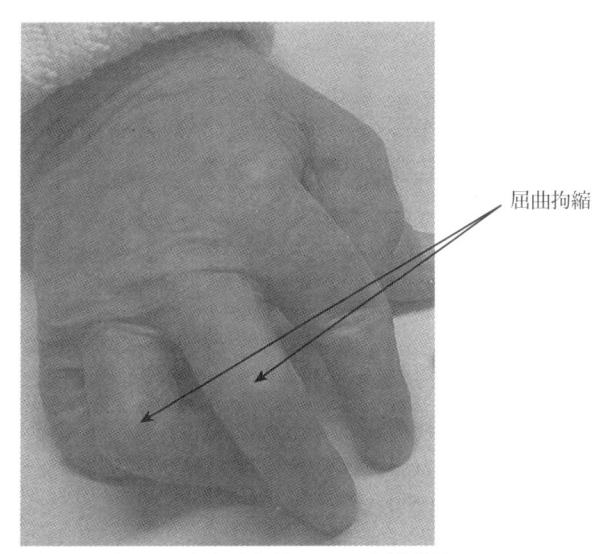

図11-1　乾癬性関節炎の手の機能を制限している屈曲拘縮

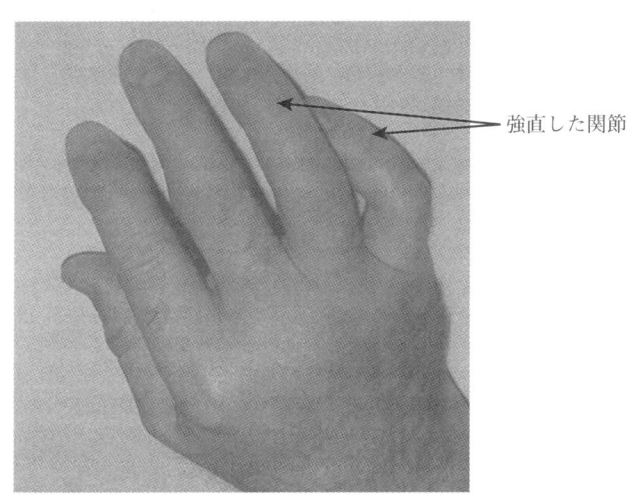

図11-2　乾癬性関節炎の強直した関節

88　第11章　乾癬性関節炎における外科手術

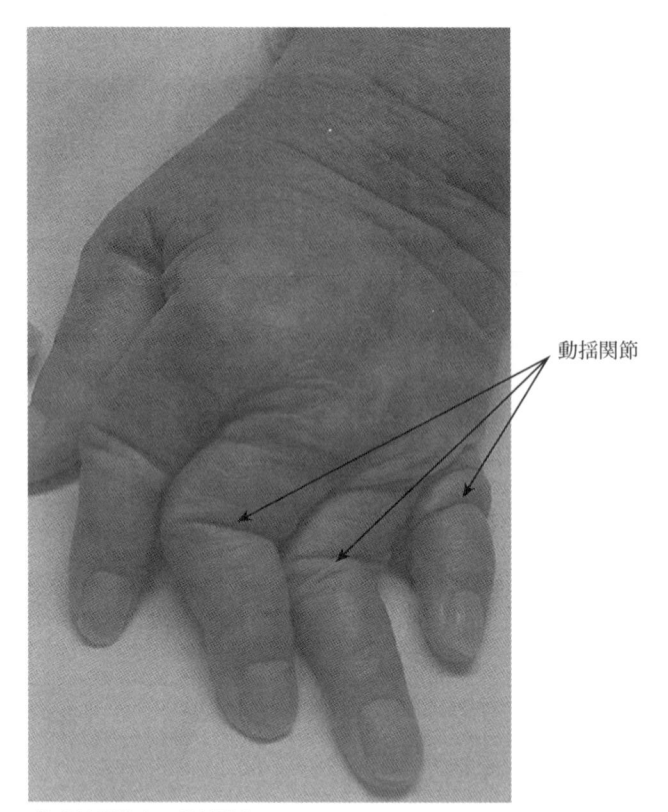

動揺関節

図11-3　乾癬性関節炎の動揺関節

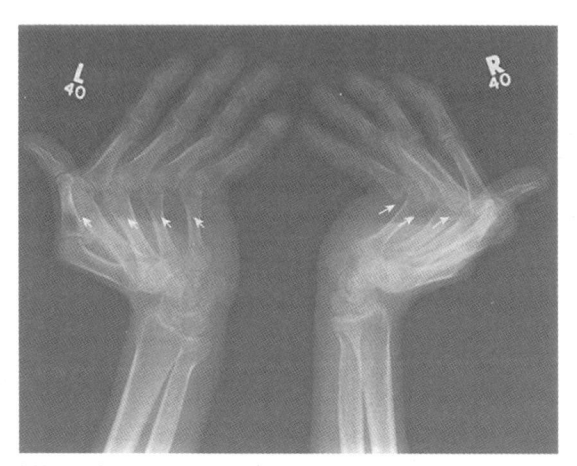

図11-4　乾癬性関節炎の中手指節間関節亜脱臼

4. 乾癬性関節炎の関節破壊を予測するもの

　関節破壊を予測する要因は，赤沈（ESR）やC反応タンパク（CRP）の上昇などの炎症を示す血液マーカーの存在と同時に，圧痛と腫脹関節の数で測定される関節の炎症の程度であることが研究で示されている。したがって関節破壊の進行を防ぐために，患者は早期に急性の炎症に対して治療を受けることが理想的である。一度そのような関節の破壊が起きてしまうと，薬物療法から受けられる恩恵は制限され，外科手術の段階になる。

5. 乾癬性関節炎における外科手術の適応

　乾癬性関節炎における外科手術の適応は，他の型の関節炎と同様である。主な適応の一つに，炎症の仕組みからというよりは，構造的な仕組みから生じていると考えられる持続性の疼痛がある。もう一つは機能的な制限である。したがって外科手術は変形した関節に強い痛みが生じている場合や，いちじるしい軟骨破壊がみられるような場合に実施される。このような関節に対してはおそらく薬物療法の効果はなく，唯一の手段が手術ということになる。

6. 外科手術

　乾癬性関節炎の患者には多くの外科手術が必要になる。関節炎は手や足の末梢の関節や膝，肩，股関節などの大きな関節，または脊椎に波及する。ほとんどの手術は脊椎の場合と同様に，股関節や膝の疼痛を緩和させるために行われる。変形や関節破壊が原因で発生した身体障害のために実施される手術もある。特定の関節に持続的な炎症が起こり，関節注射などの薬物療法の効果がないような場合は，外科的に滑膜切除術が行われる。この外科手術は，関節内の炎症がある内層（滑膜）を取り除く。滑膜切除術は関節炎の薬物治療が有効でない場合，数年前までは普通に行われていた。しかしより優れた薬物療法が登場し，最近は一般的には実施されなくなった。

7. 手や足の小さな関節に対する外科手術

　すでに述べたように，乾癬性関節炎には手や足の関節に主に3つの変形が起こる。これらには屈曲拘縮や関節の屈曲が含まれる。これは手や足の末端（遠位）関節に発生し，患者に変形があったとしても，日常生活動作を何とかこなすことができるような場合，外科手術を必要としないこともある。しかしこのような変化が第二関節（近位指節間関節）や指と手の間の関節（中手指節間関節）に発症した場合は，機能が損なわれ，外科手術が適応とされる場合もある。骨をまっすぐにする処置や，骨切り術がさまざまな結果を伴い実施されてきた。乾癬性関節炎の患者のこれらの手術に対する特別な研究は存在しない。手や足の小さな関節を通常手術することはない。外科医は骨を削り，より機能的な位置でそれらを癒合させる。

　関節が緩む'動揺関節'のような変形では，患者は物をつかむことができなくなるので，手の機能不全に至る可能性がある。このような場合選択される手術は，罹患した関節を固定し，より安定性と機能性を与えるための癒合術である。

　もう一つの外科手術は，人工関節置換術である。しかし手の小関節に行う人工関節置換術は，屈曲拘縮や骨癒合を起こす骨反応が起きる傾向が高いため，特に乾癬性関節炎の患者では成功していない。元々あった屈曲拘縮や，手の小関節に行った人工関節置換術のために生じた癒合を矯正するための同じような試みも，人工関節の周りに次第に骨が再生されていき，関節の拘縮や運動制限といった同様の問題を引き起こす。

　すでに述べたように，関節亜脱臼は，関節の周りの骨が正常な接触を失い，一つの骨がもう片方の骨の上か下に，あるいは片側か反対側にずれることで発生する。亜脱臼の結果，罹患した指や足指は，ある方向またはその反対側によじれてしまう。このタイプの変形は明らかに機能的な障害を引き起こす。このような変形にはほとんどの場合人工関節置換術が施され，関節周辺の骨の接触が改善されるようになる。繰り返しになるが，この外科手術が骨の再生によって失敗するリスクが懸念される。

8. 膝や股関節の外科手術

　膝や股関節の外科手術は，通常軟骨が消失し，骨と骨がこすれる結果生じる痛みのために実施されることが多い。このような場合には，二つの手術が選択される可能性がある。関節を形成する片側の軟骨だけが消失しているような場合，手術はその消失部位をスペーサーで覆い，もう片方の骨が正常なら，そちら側には実施しないこともある。このような手術を関節の片側だけに実施するため，半関節形成術と呼ばれる。股関節の手術では大腿骨または寛骨を置換するだけで，大腿骨が関節を形成するソケットである寛骨臼には何も施さない。寛骨臼は大腿骨を置換する必要がない時に置換される。膝の場合は，脛骨はそのままの状態で，大腿骨だけが置換されることがある。他の場合では大腿骨はそのままで，脛骨のプラトーだけが置換される。

　関節置換術は人工関節の発達と外科的技術の進歩によって，長年にわたって改善され，だんだんと多くの関節置換術が実施されるようになってきている。最近は膝や股関節に施される手術として関節置換術が主流となっている。乾癬性関節炎における関節置換術は成功率が高く，患者の多くは人工関節を10年以上維持している。滑膜切除術は滑膜が厚くなり，薬物療法が効かない場合に今でも実施されることがある。

9. 乾癬性関節炎における外科手術に伴う経験

　乾癬性関節炎の患者における外科手術について言及した研究はほとんどない。何年も前に病理学研究において，乾癬性関節炎の患者の関節は瘢痕化すると報告された。1952年のレポートでこのような関節に対する外科手術においては，瘢痕組織を削ることが助けになることが示された。ある研究では患者の約7％は長期経過の中で手術が必要になり，手術の必要性は罹病期間に伴って増大することが証明された。その研究の中で，手術時期の平均罹病期間は13年であった。最も頻繁に行われる手術は人工股関節置換術で，続いて人工膝関節置換術であった。中手指節間関節（手背に最も近いこぶしの）置換術も実施され，続いて手指，手関節，足関節の骨

癒合術が行われた。膝，手関節，肘を含む滑膜切除術を行った患者もいた。関節置換術は行わずに中手指節間関節の再建術を行った患者もいた。手術が1回のみの患者が多数で，28％の患者には多くの手術が施された。上肢下肢の末端関節は同数の患者に罹患し，上肢と下肢の末端関節の両方に外科手術をした患者はほとんどいなかった。外科手術はクリニック初診時の活動関節数やX線上にみられる破壊の程度で予測された。臨床的にもX線上においても重症化した関節の数が非常に多い患者は，外科手術がより必要となるようだ。手術をした患者はかなり重症な病態ではあるが，手術をしない患者よりは健康状態は悪くなく，手術は合理的な適応として実施され，少なくとも患者がある程度の健康や機能を維持するのに役立ったことを示唆している。

別の研究では，10年以上にわたって乾癬性関節炎の異なるパターンに対する再建術のタイプや結果が研究された。患者は3つのグループに分類された。すなわち遠位関節の罹患があるグループ，少数関節炎（罹患関節が5ヵ所未満）のグループ，多発関節炎（罹患関節が5ヵ所以上）のグループである。患者の大多数は多発関節炎であることが示された。このグループの患者の多くは，手，足の複合再建術をしており，次に人工股関節置換術，別の関節の骨癒合術であった。少数関節炎のグループでは，手術のほとんどは股関節や膝の関節置換術に関係するものだった。遠位関節炎の患者には遠位関節に癒合がみられた。多発関節炎の患者は，QOL質問票の身体的機能分野のスコアによると身体機能のレベルがかなり低くなっていた。

10. 脊椎の手術

乾癬性関節炎の患者には，末梢関節以外に脊椎関節への罹患がみられる。重症の乾癬性脊椎炎の患者には，脊椎の変形が高度に進行することがあり，時にはこの変形を矯正するための外科手術が必要になる。乾癬性関節炎患者の脊椎手術について，特別な，研究報告は存在しないが，その手術は強直性脊椎炎の患者に実施されるものと同様である。

11. 乾癬性関節炎における関節手術以外の外科手術

　乾癬性関節炎の患者は，一般的な外科手術も経験する。乾癬性関節炎の患者で難しいのは，彼らには合併症が起きる可能性が高い乾癬があるという点である。第一に，外科医は感染症が入り込まないように，乾癬斑を切らないように留意しなければならない。乾癬だけでも皮膚の治癒を妨げるのに，乾癬性関節炎の患者はさらに治癒を妨げる可能性がある免疫抑制剤も使用していることがある。NSAIDsでさえ，傷の治癒に対してだけでなく出血に対しても影響を与えることがある。このような理由から，乾癬性関節炎の患者は，いかなる種類の外科手術をする場合でも，適切な薬剤管理が行われるよう，事前にリウマチ医による診察を受けることが重要である。メトトレキサートや新しい生物学的製剤のような薬は通常手術期間には中止する。アスピリンやそれに関連した化合物などの抗炎症剤は過度の出血を避けるために，7～10日間は中止する。

第12章　チーム医療

> ### ➔ キーポイント
> - 乾癬性関節炎には早期診断と早期治療が重要である。
> - 患者は関節の問題と共に，乾癬についても家庭医に相談する必要がある。
> - 中等度～重症の乾癬患者は皮膚科医に診察してもらうべきである。
> - 乾癬と関節の問題を抱える患者はリウマチ医に診てもらうべきである。
> - 乾癬性関節炎の管理にはチーム医療が最良の方法である。

1. 乾癬性関節炎における皮膚と関節疾患の関係

　乾癬は人口の2～3％に罹患する慢性炎症性皮膚疾患である。乾癬にかかっている患者のうち，約30％は乾癬性関節炎と呼ばれる炎症性関節炎の型に進行するだろう。多くの研究者は重症な乾癬患者が軽症の乾癬患者より関節炎に進行しやすいと考えている。しかしこれが真実であるかどうかは今のところ明らかではない。通常リウマチ科を訪れる患者には重症な乾癬はみられないし，乾癬は全くないのに，乾癬性関節炎が発現している患者もいる。さらに乾癬の程度と関節炎の重症度には直接的な関係はみられない。したがって患者は軽症の乾癬と軽症の関節炎，軽症の乾癬と重症の関節炎，重症の乾癬と軽症の関節炎，重症の乾癬と重症の関節炎のいずれかであろう。関節炎に進行する乾癬患者は，初診時の関節炎の程度や重症度によって，早期死亡率と同時に関節の変形やX線上での破壊の進行を予測することができるので，早期に診断され，適切な医療を受けること

が重要である。早い段階で正しい診断に至るために，乾癬性関節炎の管理にはチーム医療が普及しなければならない。

2. チーム医療

チームは看護師，理学療法士，作業療法士，薬剤師などを含む連携し合うコメディカル（医療専門家）と共に，患者，プライマリーケア医，皮膚科医，リウマチ医から構成される。患者は通常一般医や家庭医などのプライマリーケア医の紹介状なしに専門医に診察を受けることはめったにない。*

3. プライマリーケア医または家庭医はどのように乾癬患者を手助けできるか

家庭医は医療制度の入口である。したがって皮膚炎や関節に問題がある場合，患者はプライマリーケア医か家庭医に報告するべきである。乾癬の症状は非常に多様で，プライマリーケア医の多くは軽症の乾癬を典型的な薬品で簡単に治療できる一方，中等度から重症の乾癬患者は皮膚科医に紹介する必要がある。頭皮，顔，殿裂，鼠径部など治療するのが難しい部位に乾癬が発症している患者は，皮膚科医にみてもらう方がよい。プライマリーケア医や皮膚科医にみてもらった乾癬患者に，関節の痛みや腫脹，何らかの関節の運動制限，背中の痛みやこわばりがある場合は，リウマチ医を紹介されることがある。これらの問題が乾癬性関節炎への進行を示している可能性がある。プライマリーケア医が問題に気づいた場合は，正しい診断をし，管理計画を提供してくれるリウマチ医に助言を求めることがある。

---

*欧米では家庭医などのプライマリーケア医がまず患者を診察し，次に専門医を紹介するという制度が確立している。

4. 乾癬がない場合に乾癬性関節炎を発見することはできるか

　最終的に乾癬性関節炎と診断される患者の約15％には，皮膚疾患の前に関節症状が発現する。このような状況では乾癬性関節炎の診断はかなり難しい。しかし患者に乾癬性関節炎の典型的な特徴が現れている場合，乾癬がない時でさえ，なお診断が下されることがある。その特徴として，手足指の末端（遠位）関節の罹患，腱が骨に付着する部位の炎症の存在（付着部炎），または腫れた手足指の存在（指炎）が含まれる。リウマチ医は乾癬がみられない場合でも，乾癬性関節炎の診断をすることができる。患者は，まずプライマリーケア医に相談して，リウマチ医を紹介してもらい，関節を正しく診断してもらうことが大切である。家族に乾癬患者がいる場合は，診断が容易になるよう，そのことについても医師に報告することが重要である。

5. 患者はいつ皮膚科医に診てもらうべきか

　患者に皮膚疾患がみられず，関節症状だけが現れている場合，家族に乾癬患者がいるかどうかを報告することは重要である。リウマチ医は乾癬性関節炎特有の症状が発現した場合，皮膚や爪の変化に特別な注意を払い，それらの病変の診断を確定するために，患者を皮膚科医に紹介するだろう。診断が確定したら，その後の患者の診療には皮膚科医とリウマチ医の両方が関わるべきである。医師の間で，どちらがより密接に患者の診療に当たるかを決める。概してそれは患者にとってどちらが重要課題なのかによるだろう。乾癬が重症，または治療するのが難しい部位に発症している場合は，必要に応じて関節疾患の管理について助言を求めながら，皮膚科医が主治医として患者の診療に当たるようになるだろう。しかし主な問題が関節症状の場合は，おそらくリウマチ医が主治医となり，必要に応じて皮膚科医に診察してもらうことになる。

6. コメディカルの役割

　看護師は皮膚と関節両方の薬を管理することが必要である。理学療法士や作業療法士は，指示された場所にスプリントをあてることの他に，運動プログラムと機能的な能力の維持について指導することが必要である。最終的に薬剤師が患者に薬を提供することになる。患者は治療効果や副作用を含む薬の働き，薬の相互作用，さらには皮膚とは無関係の薬の影響について理解することが最も大切である。

7. どこでもチーム医療を利用することができるか

　これまで述べてきたことは合理的で単純な方法のように思われるが，このようなシステムは世界の多くの場所ではまだ機能していない。実際先進国であっても，チーム医療は確立されていない。多くの国で皮膚科医やリウマチ医は不足している。カナダにおける専門医の不足は，医学生が研究の初期過程でリウマチ医や皮膚科医と接触することがなく，接触するころにはすでに将来の診療科が決められていることが原因となっているのかもしれない。先進国では，もっと魅力的な心臓病学，腎臓病学，消化器病学などの専門が選択される傾向がある。たとえ医師が専門に皮膚科学を選択したとしても，皮膚科医よりは美容皮膚科医に人気がある。発展途上国では，乾癬や関節炎より緊急性が求められるそれ以外の疾患がある。発展途上国ではまだなお感染症をコントロールすることの方が重要課題で，医学的治療において乾癬や関節炎の症状は，第二，第三の位置を占めるのみである。両方の専門医が充分な数存在するとしても，皮膚科医とリウマチ医が一緒に働いていない地域が多い。それゆえ患者の治療にチームを設立することは困難である。

　その上医師によっては，乾癬を医療の問題として認知していない人もいる。彼らにとってはありふれた，'単なる湿疹' にすぎない。ここ10～15年の研究で，乾癬はQOLに重大な影響を与えることが明らかにされてきたが，命を脅かす症状としては認識されていない。重症な乾癬患者は，初期段階で皮膚科医に紹介される場合もあるが，かなり軽症の患者の場合

はそうではない．より重症の乾癬患者が乾癬性関節炎に進行することを示唆する人もいるが，乾癬性関節炎クリニックで実施された研究によると，乾癬性関節炎患者の大多数は重症の乾癬ではないことが明らかになっている．したがって非常に軽症の乾癬患者であったとしても関節炎の存在を検査してもらう必要があるだろう．関節炎に進行する運命を持った乾癬患者を特定するために，多くのグループが皮膚科医やプライマリーケア医にとって役立つ選別（スクリーニング）質問票やスケールの開発に携わっている．

8. チーム医療における専門医はそれぞれどのような訓練を受けているか

　乾癬性関節炎患者の評価に関して，それぞれの専門における訓練は異なっていることに注目する必要がある．皮膚科医は皮膚疾患の診断や管理について訓練を受ける．彼らは活動性の関節炎または関節破壊の評価については訓練を受けない．他方リウマチ医は関節疾患の評価や管理について訓練を受け，皮膚疾患の診断や治療についての訓練は受けない．医師は特定の分野における関心から，それぞれの専門を選択するので，日々の患者の管理においてお互いの評価に精通していることを期待することはできない．にもかかわらず，ある無作為化臨床試験においては，リウマチ医が皮膚の評価を実行し，皮膚科医が関節疾患の評価をすることが期待されている．

9. 国際多施設乾癬と関節炎の再現性試験（IMPART）

　乾癬・乾癬性関節炎研究グループ（GRAPPA）主催のもと，乾癬性関節炎の皮膚と関節症状の評価において，リウマチ医と皮膚科医の合意*の程度を検査する研究が最近実施された．その研究には程度が異なる皮膚と関節の症状が発現している20名の乾癬性関節炎の患者と，その患者を評価する10名のリウマチ医と10名の皮膚科医が参加した．それぞれの患者は同じ10名の観察者（オブザーバー）によって診察された．半数は皮膚科

---

*原著ではagreementと記されており，診断の一致を示す．

医であり，半数がリウマチ医である。この研究で圧痛関節の評価に関しては大変良好な合意が得られたが，腫脹関節の評価についてはそうではなかった。リウマチ医は指炎（ソーセージ指）の評価に関してはよい合意に達することができたが，この分野における皮膚科医の合意は非常に不十分であった。罹患した爪の数と爪罹患の程度を計る特別な手法の評価に関しては，リウマチ医と皮膚科医の間で優れた合意が得られた。乾癬の評価のために一般的に使用されている乾癬範囲と重症度指数（PASI）に関する皮膚科医とリウマチ医の評価は大変良好であった。皮膚疾患評価のためのそれ以外の評価についてはリウマチ医もかなり良い合意が得られたが，皮膚科医はさらに良い合意に達した。医師グローバル評価（physician global assessment）はリウマチ医にとっては，関節と皮膚のいずれにとってもよい評価法ではなかった。皮膚科医はリウマチ医に比べればよい合意を証明したが，特有の評価法ほど良好ではなかった。よりよい合意に達するためには，さらに訓練が必要であり，乾癬における皮膚と関節の評価を実施する方法を医学生や医師に教えるための教育プログラムを発展させる必要があると研究は結論づけた。

　GRAPPAはリウマチ医と皮膚科医がさまざまな場所でチームを作り，共に働く機会を提供している。二人の専門家が共に働くようになれば，コメディカルもチームに組み込むことができる。

10. 注意を喚起する必要があるその他の問題

　乾癬性関節炎の患者を治療する際，チームにコメディカルが加わることは実際に必要であろう。乾癬性関節炎の患者には一般の人以上に，それ以外の医学的な問題が浮上する可能性が高いからである。乾癬性関節炎の患者は一般の人より肥満や高血圧になりやすく，心臓発作の有病率が高い。したがって内分泌や心臓病の研究者は，これらの問題について注意を喚起する必要があるだろう。

第13章　トロント大学乾癬性関節炎クリニックからの知見

> **キーポイント**
> - うまく特徴づけられた縦断的観察コホート＊は，乾癬性関節炎の経過や予後に関する重要な情報を提供する。
> - 乾癬性関節炎における病気の進行は，以前の疾患活動性や関節破壊に関連がある。
> - 以前の疾患活動性や破壊と関連がある乾癬性関節炎患者の間では死亡率が高くなる。
> - 長期的な寛解に至る乾癬性関節炎の患者がいる。
> - 乾癬性関節炎にかかりやすくなる多くの遺伝的要因がある。

1. 乾癬性関節炎クリニックの発展

　トロント大学乾癬性関節炎クリニックは，乾癬性関節炎の病因や管理と同時に，経過や予後を研究するためのユニークな機会を提供してきた。クリニックはDafna Gladman医師が「この病気はまだ最小限しか理解されていない」という事実に気づいた1978年に，本人によって創設された。1976年に乾癬患者専用の外来施設が，故Ricky Kanee Schachter医師によって，カナダ，トロントの女子大学病院（Women's Collage Hospital）に設置された。乾癬教育調査センター（PERC）は，乾癬患者の評価，教育，治療のための外来患者施設として設立された。女子大学病院の新任リウマ

＊共通の特徴を持つ集団を継続的に観測する研究。

チ医の時，Gladman 医師は患者の多くは乾癬にかかっているだけではなく，関連した関節炎にもかかっていることに注目しているスタッフとして，PERC で相談にのるようたのまれた。Gladman 医師は乾癬性関節炎は急速に進行する非常に重症な関節炎の型であることに気がついた。このことは Gladman 医師が研修期間に教わったことに反していた。それゆえ乾癬性関節炎の経過や予後を決定するための研究を開始し，トロント大学乾癬性関節炎クリニックを設立した。

2. 乾癬性関節炎クリニックにおける乾癬性関節炎患者の評価

　乾癬に関連した炎症性関節炎の患者は 1978 年の 1 月 1 日からクリニックに登録され，縦断的な情報が電子的に追跡され，統計的分析にも利用されている。

　標準的な調書がすべての患者から同様の情報を得られるように開発されている。調書には，皮膚や関節症状が発症した時の年齢，乾癬と乾癬性関節炎やその他の関連した関節炎に関する家族歴など，それぞれの患者の病気進行についての詳細が含まれる。記録されたそれ以外の人口統計学的観点には，人種的な背景，患者は皮膚や関節炎が発症する前に感染症や外傷の経験があったか，喫煙家かアルコール消費者かなどが含まれた。疾患発症時に，配偶者の有無，雇用状況なども記載された。中間期における感染症や外傷の存在は，配偶者の有無，雇用状況，喫煙家，アルコール消費者と同様に，来院のたびに記録される。完全な既往歴には，心血管疾患，糖尿病，癌などの併発する症状に関する情報も含まれ，それぞれ来院のたびに記録される。末梢関節炎と脊椎疾患に関する詳細な病歴が含まれる。関節痛と腫脹，朝のこわばり，頸部と背部の疼痛とこわばり，ソーセージ指（指炎）の発生，腱が骨に付着する部位の痛み（付着部炎）などの病歴は，来院のたびに集約する。非常に詳細な薬物歴が記録される。皮膚と関節両方の疾患に関する治療法が他の症状の治療法と一緒に記録される。皮膚と関節の症状と背部と頸部の動きと同時に，すべての身体所見が記録される。すべての計測は，クリニックで信頼性が証明された標準的な方法を用いて

実施される．さらに患者には毎回決まった臨床検査と，2年ごとにX線を使った評価が実施される．患者もQOLや機能，日常生活における皮膚や関節症状の影響に関する質問票に答える．

クリニックに登録されるとすぐに，患者は収集された情報を分析のために使用することに同意し，遺伝子解析を含む特殊な臨床検査のためにさらに血液のサンプルを提供することにも同意することになる．乾癬性関節炎の患者に関して収集されたすべての情報は，ORACLEデータベース上に登録される．それゆえ縦断的な情報はこれらの患者における経過，治療法の使用，結果を評価する統計分析のために利用される．

3. クリニックで評価される計測法の妥当性

トロント大学乾癬性関節炎クリニックでは多くの医師が患者を評価する．毎年6～12ヵ月間，トロント大学のリウマチ学訓練プログラムからクリニックに割り当てられてリウマチ学専攻レジデントが来ている．それと同時に1～2年間クリニックで臨床的調査を行う臨床研究フェローがいる．これらの調査訓練員は，乾癬性関節炎とデータベース調査の両方においてさらに訓練を積むために，世界中から集まってくる．さらに多くの在学生と卒業生が，トロント大学乾癬性関節炎クリニックで実施している研究に参加している．多くの学生がクリニックで行われた研究を通して単位を取得した．

患者を評価するためにクリニックで使用されている臨床的評価法が，クリニックで働く医師に同様な方法で行われているかを確認するために，我々は信頼度研究を実施した．Gladman医師と一緒に，クリニックで働いてきた多くの医師が，同じ患者を特別な方法を用いて評価した．この方法は患者の違いに対する貢献，検査の依頼，結果の多様性に対する判定の違いを評価することができる．分析の結果，これらの医師による活動関節と臨床的に破壊された関節の評価は，ほぼ一致することが確認された．引き続いてリウマチ医と放射線科医によってクリニックで使用されている放射線学的スコアリングシステムを比較する研究で，時間的経過による変化を確定するための能力と同時に，それらが一致することが裏付けられた．

それゆえ我々は予後に関する研究において，あらかじめ収集された情報を使用することができた。

4. 経過観察をしない場合の影響

　当初乾癬性関節炎専門のクリニックに通院している患者は，他のクリニックの患者より重症なのだろうと思われていた。さらに，初期にクリニックを紹介された患者は，医師が非常に難しいと感じて患者を紹介したのだろうから，かなり重症のはずだと考えられていた。それゆえクリニックが創設された最初の5年間に紹介された患者と，その後，第2期の5年間に紹介された患者とが比較された。これらの患者には，臨床的，臨床検査的，放射線学的特徴における違いは全くみつからなかった。クリニックに通院し続けている患者とクリニックに途中から通うのを止めてしまった患者から選ばれたグループに違いがないことを確認することが重要だった。クリニックに残った患者はかなり重症な患者が選別されたのではないことを証明するために，定期的にクリニックに通院している患者の臨床的，臨床検査的，放射線学的特徴と通院を止めてしまった患者の特徴が比較された。いかなる違いも特定することができず，縦断的コホートにおいて，より重症の患者に偏っているという事実はないことが証明された。さらに2年以上クリニックに来ていない患者を呼び寄せ，定期的に通院している患者の臨床的，臨床検査的，放射線学的特徴と比較した。定期的に通院している患者と通院を止めてしまった患者の最初と最後のいずれにも違いはなかった。さらにクリニックに戻ってきた患者と参加することができなかった患者にも違いはなかった。したがってクリニックに通院していた患者に全身的な問題はないように思われた。我々は今やこの病気の経過や予後に関連する問題を研究する準備ができた。

5. 疾患重症度

　乾癬性関節炎縦断的コホート分析から発表された最初の研究によって，Gladman医師による最初の観察とクリニック設立の理由が確認された。

実際乾癬性関節炎は以前考えられていたものよりかなり重症であるという事実が証明された。この研究は1987年に発表され，乾癬性関節炎クリニックに登録された最初の220名に基づいて実施された。女性が116名，男性が104名，比率1.1対1で，報告された他の研究と同様だった。クリニックへの初診時平均年齢は46歳であった。乾癬発症時平均年齢は29歳であり，乾癬性関節炎の発症は37歳であった。クリニック初診時の乾癬性関節炎平均罹病期間は9年であった。大多数（68％）は，乾癬発症後平均12.8年後に乾癬性関節炎に進行していた。さらに，皮膚と関節の症状が同時に発現したのは15％，乾癬の前に関節炎が現れたのは17％で関節炎の平均罹病期間は7.4年であった。患者220名のうち，67％はすでにクリニック初診時にX線上破壊の所見が現れていた。その研究でこれらの患者の20％には重症の関節変形があり，11％には重大な機能障害があることが示された。ほとんどの患者には多発関節炎（5ヵ所以上の関節が罹患している）があり，34％には脊椎への罹患がみられた。末梢関節罹患がみられない脊椎罹患の患者はたった2％であった。脊椎の罹患がある患者は，関節炎発症の時期が脊椎の罹患がない患者より遅くなっていた。

6. 乾癬性関節炎の患者における圧痛の評価

　乾癬性関節炎の患者と関節リウマチの患者が痛覚において比較された。この研究によって乾癬性関節炎の患者は，関節リウマチの患者ほど強い圧痛を感じないことがわかった。この研究では乾癬性関節炎の患者と関節リウマチの患者における痛みに耐える能力が，疼痛計と呼ばれる特殊な器具を用いて計測され，比較された。この器具は人が痛みのために身を引く前に特定の部位に加わった圧力の程度を計測することができる。最も活動性の高い炎症関節，コントロールポイント，線維筋痛症の圧痛点に適用された圧力の総量は，kgで計測された。
　線維筋痛症の圧痛点は，線維筋痛症の患者が強い圧痛を感じる体の部位（ポイント）である。線維筋痛症候群には，極度の疲労感，全身の痛み，睡眠障害が他の特徴と共に含まれる。この症候群は関節炎の患者に合併することがあるので，乾癬性関節炎の患者において線維筋痛症の圧痛点を計

測することは適切であった．乾癬性関節炎の患者では関節リウマチの患者ほど多くは線維筋痛症の合併がみられないことが判明した．この研究では乾癬性関節炎の炎症関節は，関節リウマチの炎症関節のほぼ2倍強い力で押すことができることが指摘された．さらに乾癬性関節炎の患者ではコントロールポイントと同様に，線維筋痛症の圧痛点も関節リウマチ患者の2倍の力で押すことができた．したがってこの研究で乾癬性関節炎の患者は関節リウマチの患者より圧痛を強く感じないことが明らかになった．この結果はなぜ乾癬性関節炎の患者が軽症の疾患とみなされてきたのか，さらにはなぜ多くの患者は臨床的に骨破壊がすでに現れているのに，それまで医師を受診しなかったのかを説明することになるだろう．

7. 乾癬性関節炎と関節リウマチの比較

トロント大学乾癬性関節炎クリニックで実施された研究で，乾癬性関節炎で注目されたX線所見の変化は，関節リウマチの患者のものと同程度の重症度であることが示された．さらに関節リウマチの患者と同様に，乾癬性関節炎の患者ではQOLや機能が減退していた．

8. 乾癬性関節炎と強直性脊椎炎の比較

脊椎関節の罹患は，患者の少なくとも半数に発症することから，乾癬性関節炎の一般的な特徴であると考えられるため，その脊椎罹患が強直性脊椎炎のものと異なるかどうかを見極めることが重要であった．強直性脊椎炎は炎症性の脊椎罹患の原型（プロトタイプ）である．女性より男性に多く罹患し，10代後期か20代初期に発症する．治療しなかった場合，いちじるしい脊椎変形と身体障害となる．トロント大学乾癬性関節炎クリニックの研究によって，乾癬性関節炎と脊椎罹患がある患者はひどい痛みには悩まされておらず，強直性脊椎炎の患者と同程度の運動制限はみられないことが証明された．さらにX線上の特徴はそれほど重症ではなかった．この所見は最近乾癬性関節炎クリニックに通院する乾癬性脊椎炎の患者と，トロントウェスタン病院の脊椎炎クリニックに通院する強直性脊椎炎

の患者を比較したもう一つの研究によって確認された。

9. 乾癬性関節炎と爪疾患の関係

　トロント大学乾癬性関節炎クリニックで，乾癬性関節炎の患者158名と関節炎がない乾癬患者101名を比較した研究が実施された。この研究で二つのグループを鑑別するための臨床的特徴は爪病変の存在であり，乾癬性関節炎の患者には87％に発症していて，関節炎を合併しない乾癬の患者では46％だけであることが証明された。このことは他の研究でも確認され，国際乾癬会議で乾癬性関節炎の特徴として承認されている。

10. 時間経過における関節炎パターンの変化

　乾癬性関節炎に関する初期の記述には5つの臨床的パターンが含まれていた。すなわち①遠位関節炎（手足指の末端関節の罹患），②少数関節炎（4ヵ所以下の関節の罹患，非対称性分布で），③多発関節炎（5ヵ所以上の関節の罹患，対称的で，関節リウマチに似ている），④脊椎炎（脊椎関節が主に罹患する部位），⑤ムチランス（破壊）型関節炎（関節炎の非常に破壊的な型）である。しかし，トロント大学乾癬性関節炎クリニックが設立されてから，これらの関節炎パターンは互いに排除し合うものではないということが明らかになった。それゆえ，トロント大学乾癬性関節炎クリニックでは患者を遠位関節炎，少数関節炎，多発関節炎，脊椎炎，遠位関節炎を伴う脊椎炎，少数関節炎を伴う脊椎炎，多発関節炎を伴う脊椎炎と表した。ムチランス（破壊）型関節炎は他のいずれのパターンにも当てはまる症状とみなされた。さらに通院期間中に患者は一つのパターンから別のパターンに移行することがあることが注目された。それゆえ患者は最初遠位関節炎であった場合でも，後に他の関節に疾患が進行することがある。初診時には脊椎罹患はみられない患者の中に，後になって進行する場合がある。最初に脊椎罹患がみられるが，後に末梢の関節炎に移行する患者もいる。実際トロント大学乾癬性関節炎クリニックからの研究で，関節炎パターンは時間経過の中で変化していくことが明らかになった。関節炎

パターンはX線写真を撮ったか撮らなかったかによることも注目された。乾癬性関節炎の多くの患者は，背部の痛みに悩まされてはおらず，X線を撮るまで脊椎の罹患があることに気づかない。この研究において乾癬性関節炎の患者を特定する関節炎のパターンの定義は初診時のみに有効であり，おそらく関節炎のパターンが完成した疾患においては使用されるべきではないことが示された。

11. 乾癬性関節炎の分類

　トロント大学乾癬性関節炎クリニックは，乾癬性関節炎の分類（CASPAR）に関する国際的研究に対して，重大な貢献をした。この研究には17ヵ国から30名の研究者が参加した。この研究により，乾癬性関節炎の分類に対してほぼ99％の特異性と91％の感受性が証明された分類基準に発展させることができた。この基準は炎症性関節炎の患者，炎症性脊椎疾患の患者，付着部炎のある患者に適用されるだろう。表13-1に記されている項目に基づき，合計3ポイントになれば，乾癬性関節炎と分類することができる。これらの基準を用いれば，患者を薬物試験や観察コホートに

表13-1　乾癬性関節炎のための分類基準

項目	点数
乾癬の証拠	
現在乾癬　または	2または
過去の病歴　または	1または
家族歴	1
爪病変	1
指炎	
現在指炎　または	1または
リウマチ医によって証明された病歴	1
リウマトイド因子陰性	1
X線　毛羽だった骨膜反応	1
合計点	6

注：合計3点で乾癬性関節炎と分類される

参加させることが容易になるだろう。

トロント大学乾癬性関節炎クリニックのさらに詳細な研究によって，CASPAR基準は初期の乾癬性関節炎の患者に対する感受性が高く，家庭医に適用される時，感受性と特異性の両方で優れていることが確認された。それゆえ，CASPAR基準は乾癬性関節炎の診断に有効であると考えられる。

12. 疾患の進行

乾癬性関節炎クリニックによる研究は，経過観察期間中に末梢関節炎と脊椎疾患の両方が進行することを示した。脊椎罹患だけがみられる患者が参加した研究の中では，30ヵ月間に末梢関節と脊椎の両方が進行していた。少なくとも5年間クリニックで経過観察した患者に関する別の研究では，初期ほど進行が速く，時間と共に進行の速度は減退することが示され，乾癬性関節炎では経過の初期ほど早く進行する傾向が高く，患者は早期に診断され治療されるべきだという意見が支持される結果となった。さらに10年もしくはそれ以上経過するまでに，患者の少なくとも55％に5ヵ所の関節変形が進行することが示された。引き続き行われた他のセンターからの研究が，これらの所見を裏付けた。実際ダブリン（アイルランド）にある早期関節炎クリニックからの研究で，症状発症の5ヵ月以内に診断された47％の乾癬性関節炎の患者は，患者の56％が抗リウマチ薬で治療を受けていたにもかかわらず，診断の2年以内に関節破壊に進行したことが示された。したがって1990年代の中期までには，乾癬性関節炎は実際に重症な疾患であることが明確になった。

13. 乾癬性関節炎の関節破壊における進行の予測因子

乾癬性関節炎の患者には長期経過の中で重症な疾患に進行する可能性があることが示されたので，破壊の進行を予測するものを特定することが必要になった。関節破壊における進行の予測因子を発見するために，トロント大学乾癬性関節炎クリニックが最初に行った研究は，臨床的破壊を特異的にみることであり，それはクリニックに通院するたびに評価された。こ

の研究では初診時に発現していた項目だけを予測因子とみなした。研究はクリニック初診時の高度な腫脹関節数と高度な薬物療法レベルを臨床的破壊における進行の予測因子と特定する一方で，炎症の程度を計測する赤沈（ESR）が低ければ安全とみなされた。さらに詳細な研究には臨床的モデルに遺伝子マーカーが加えられた。HLA抗原は細胞の表面に存在する分子で，乾癬や乾癬性関節炎と関連があることで知られている。乾癬や乾癬性関節炎との関連が以前に発見されていていたHLA分子が最初の研究に含まれた。HLA-DR7がある場合のHLA-B27，HLA-B39，HLA-DR7がない場合のHLA-DQw3は関節破壊を予測できることが発見され，臨床的特徴が加わった場合でさえモデルのままだった。すべてのHLA抗原を調べるさらに詳しい研究によって，臨床的な関節破壊の進行を保護するものとしてHLA-B22が特定された。

　クリニック初診時に発現していた症候だけではなく，時間と共に変化する症候も含んださらに詳細な研究で，診察時の活動関節数，破壊関節数，ESRが，臨床的破壊の進行を予測するものとして特定された。それゆえ炎症が破壊を招き，以前の破壊も将来の破壊の予測因子になることが明らかになった。その後の研究でX線上の破壊は，臨床的な破壊に先行することが確実となった。

　引きつづき行われた研究の目的は，X線上の破壊の進行を予測出来る因子がなにかを特定することだった。同様の症候が臨床的にもX線においても，破壊の進行を予測することが判明した。すなわち高いESR，圧痛と腫脹がみられる関節数，臨床的に破壊された関節数である。したがって破壊の進行において臨床的にもX線でも，疾患活動性と現在の破壊は重要であり，繰り返しになるが，より早期の治療が関節疾患の進行を防ぐことになる。これらの観察に関して大変興味深いことは，最近の薬物試験においてC反応タンパク（CRP）によって高い炎症レベルが発見された患者は，X線所見でみつかった関節破壊が薬物試験開始の6ヵ月以内により進行しやすいことが示されているという事実である。これらの観察は縦断的コホート分析からの所見を裏付けている。

14. 乾癬性関節炎の死亡率

　トロント大学乾癬性関節炎クリニックが長年にわたって患者を経過観察する間に，何人かの死亡が確認された。乾癬性関節炎患者の間では死亡リスクが増大するかという問題が浮上した。1997年に発表された最初の研究で，1978〜1993年にクリニックに登録された患者においては，死亡リスクが増大していたことが報告された。1993年1月までに登録された乾癬性関節炎の患者428名の内，53名が1994年9月までに死亡していた。死亡の主な4つの原因は，循環器系によるもの（36.2％），呼吸器系によるもの（21.3％），悪性腫瘍（17.0％），外傷・中毒による死亡（14.9％）であった。全体の標準化死亡率（SMR：グループ内で観察された死亡と予測された死亡を比較する計測法）は1.62（女性が1.59で，男性が1.65）であった。

　乾癬性関節炎の患者における死亡の予測因子は，高いESRと同時に初診時の重症な病状，X線上の破壊であった。これらの結果から乾癬性関節炎の患者において活動性で重症な病態は悪い結果を招くということが再び注目された。

　米国のオルムステッド郡（ミネソタ）の最新の研究の中で，乾癬性関節炎患者の生存率は一般の人と変わらないことが報告された。乾癬性関節炎患者の管理は進歩してきているため，この10年間にトロント大学乾癬性関節炎クリニックにおける死亡リスクがどのように変化しているかを調査する研究が実施された。2007年に発表された最新の研究では，死亡率はまだなお増大しているものの，過去20年にわたって減少していることが示された。最近クリニックに通院する乾癬性関節炎の患者とオンタリオ市民で生存率の減少を比較すると，違いはわずか3年であることが判明した。この研究は乾癬性関節炎の患者における治療介入が生存率を改善している可能性があることを示唆している。

15. 乾癬性関節炎患者のQOL

　トロント大学乾癬性関節炎クリニック内で実施された多くの研究で，乾

癬性関節炎の患者は健常群に比べて QOL が減退していることが実証されている。多くの質問票が QOL を評価するために開発されてきた。疾患特有のものもあれば，より一般的なものもある。一般的な方法は，特定の病気と他の病気を比較するのに優れている。乾癬性関節炎患者の QOL は，全体的には病気の症状発現と関連性はないが,QOL に約 50％影響をあたえる。臨床試験の結果から，皮膚や関節症状に作用する新薬が，それらを使用する患者の QOL を改善していることも示されている。

16. 乾癬性関節炎患者の機能

　乾癬性関節炎患者の機能を評価するために，多くの方法が開発されてきた。最も一般的に使用されているものの一つが，健康評価質問票（HAQ）である。乾癬性関節炎の患者は一般の人に比べて機能が減退している。減退した機能の一部は疾患活動性と，一部は破壊と関係がある。ごく最近に発病した患者の方が，罹病期間の長い患者より機能をよりよく改善することができる。それゆえ乾癬性関節炎の結果として，永続的な機能の減退を避けるために，患者には早期の診断と治療が行われるべきである。

17. 疲労感

　乾癬性関節炎の患者は通常，一般の人より，かなり疲労感に悩まされている。トロント大学乾癬性関節炎プログラムでは，疲労感を測定するために二つの方法が採用されている。それらは疲労感重症度スケール（FSS）と FACIT 疲労感スケールである。どちらによっても乾癬性関節炎の患者は，実際疲労感に苦しめられ，彼らのスコアは一般の人とは異なっていることが証明された。疲労感は乾癬性関節炎の患者における疾患活動性と関連がある。乾癬性関節炎に使われる多くの新薬は，これらの患者において疲労感スコアをいちじるしく減少させる。

18. 疾患研究のメカニズム

(免疫学)

　トロント大学乾癬性関節炎クリニックは，この病気における免疫学的異常を特定する研究を実施した。初期の研究によって，関節炎を合併しない乾癬患者と同様に乾癬性関節炎の患者は，他の細胞の活動を調整する働きがあるサプレッサーT細胞の機能が損なわれていることが明らかになった。さらに詳細な研究で，健常群と比較した場合，乾癬や乾癬性関節炎の患者には，リンパ球という細胞群における免疫学的不均衡がみられるという説が裏付けられた。しかし同様の異常が関節炎を合併しない乾癬患者と乾癬性関節炎の患者の両方で発見された。

(遺伝学)

①家族調査

　乾癬と乾癬性関節炎の進行には，遺伝的要因が重要な役割を果たしていると考えられている。トロント大学乾癬性関節炎クリニックにかかる患者の40％は，第一度近親（親，兄弟姉妹，子供）に乾癬または乾癬性関節炎の家族歴があることを報告した。乾癬性関節炎の家族歴を持つ患者は，より早い年齢で発病し，家族歴がない患者より軽症な段階で病院を受診する。病気の親族がいる患者は，関節疾患の兆候に対する警戒心が強く，それゆえ症状が重症になる前に素早く受診する。父親を通じて病気の遺伝が増大する。それはゲノム全体の検査（スキャン）を実行する際に重要とされる事実である。

　トロント大学乾癬性関節炎クリニックでは，家族と連絡を取ることに同意した患者は，家族調査に参加することになる。乾癬性関節炎の患者の参加可能なすべての親族は，通常のクリニックの手順を短縮した標準手順で臨床的に評価される。その親族に何らかの関節炎が疑われた場合，部位が示され，X線評価が実行される。最初の研究では，臨床的検査の所見で親族から乾癬または乾癬性関節炎の存在を見極める患者の能力を比較した。患者は乾癬患者を特定することに関してはかなり正確であるが，乾癬性関節炎の親族を特定することに関してはたった50％の正答率であるという

結果が示された。このような理由から、すべての親族を乾癬性関節炎の目的で評価することが重要であった。

乾癬性関節炎患者の家族において、乾癬と乾癬性関節炎のリスクを決定する研究が最近実施された。100組の血縁関係のある家族が集められ、287名の第一度近親が研究に参加した。親戚のうちの15.3％が乾癬で、7.6％が乾癬性関節炎であることが判明した。0.25％の乾癬性関節炎と2％の乾癬の有病率を基に、乾癬性関節炎の危険率は30.4と算定され、乾癬は7.6と計算された。これらの数字は明らかに乾癬と乾癬性関節炎のいちじるしい家族性素因を示している。

②乾癬と乾癬性関節炎の感受性遺伝子を特定すること

乾癬と乾癬性関節炎の感受性に関わる遺伝子を特定する特別な研究が、1980年代の中頃にHLA研究によって開始された。HLA研究は染色体6番短腕に位置する人の主要組織適合遺伝子複合体である。臓器移植の拒絶反応という事実が注目されるようになり、この分野は元々移植プログラムに関連して発見された。HLA組織の同一性が移植を可能にし、差異は拒絶反応を導く。その後HLA領域は様々な免疫機能において重要な役割を果たしていることが判明した。HLAは免疫介在疾患の感受性においても重要な領域であることが明らかになった。トロント大学乾癬性関節炎クリニックで、1984年に最初のHLA研究が発表された。研究には乾癬性関節炎の患者158名と関節炎の合併がない乾癬患者101名が参加した。両群が健常群と比較された。健常群と比較すると、乾癬と乾癬性関節炎の両群で特定のHLA抗原の頻度が増大していた。乾癬性関節炎の患者と関節炎を合併しない乾癬患者の主な違いは、乾癬性関節炎の患者ではHLA-B7とHLA-B27の頻度が増加していることであり、関節炎の合併がない乾癬の患者ではHLA-Cw6とHLA-DR7の頻度が増加していることであった。これらの研究によって乾癬と乾癬性関節炎の遺伝的素因が裏付けられ、乾癬性関節炎と関節炎を合併しない乾癬の素因には遺伝子的差異が存在する可能性があることが示唆された。我々はある種のHLA抗原は病気の進行に関連がある一方、重症な疾患を減じる作用があるHLA抗原も発見した。さらに詳細な研究によって、乾癬性関節炎の患者でHLA-Cw6は乾癬がより早期に発症することと関連があることが証明された。

トロント大学乾癬性関節炎クリニックでは，乾癬性関節炎患者の兄弟姉妹に注目したもう一つの家族研究も実施された。乾癬性関節炎がある兄弟姉妹が，乾癬だけまたは乾癬と関節炎のどちらにもかかっていない兄弟姉妹と比較された。乾癬性関節炎の患者は病気ではないか，または乾癬だけの兄弟姉妹と比較した場合，ハプロタイプ（遺伝子の同一セグメント）の共有が増加していた。この結果は家族的素因と乾癬性関節炎の感受性におけるHLAの役割をさらに裏付ける結果となった。

③それ以外の感受性遺伝子

乾癬と乾癬性関節炎の感受性に関係する遺伝子的要因を特定するためのもう一つの方法は，ゲノム全体の解析である。この方法には連鎖（リンケージ）のための家族研究と症例を対照群と比較する関連研究がある。残念なことにこれらの研究は非常に高額で，我々はこのような取り組みを支える資金をいまだに収集できずにいる。しかし候補遺伝子で関連研究を実行することができた。これらの遺伝子は他の研究を基礎にして重要と考えられている遺伝子である。たとえば我々はHLA領域が重要であるという事実を知っている。さらにこの領域内にある特定の遺伝子が重要であることもわかっている。それゆえHLA領域内の遺伝子に集中して，一塩基遺伝子多型性（SNPs）を用いた研究を実施した。それらは異なるタンパク質を作る単独のヌクレオチドにおける変容（バリエーション）で，それゆえマーカーとしてだけではなく，特別なタンパク質表出においても重要である。我々は乾癬性関節炎と関連がある腫瘍壊死因子-α（TNF-α）多型があることも発見した。さらに乾癬と関連があることを前に示したある種のSNPsは，乾癬性関節炎とは関係がないことも発見した。斬新な方法で，250名の患者からDNAを集め，250名の対照群と比較した。そして乾癬性関節炎と関連がある新しい領域を発見した。乾癬性関節炎と関連があることがわかった他の候補遺伝子は，染色体1にあるインターロイキン-1（IL-1）遺伝子と染色体2にあるIL23遺伝子である。

しかし我々は今なおゲノム全体のスキャンの最終的な解析を実行しようと計画している。これを実行するために，充分な量のサンプルを蓄え，研究を行うための資金を集めるために他の研究者らと力を合わせている。

19. 治療

(従来の疾患修飾薬)

　トロント大学乾癬性関節炎クリニックは，乾癬性関節炎に使用されている治療の効果を調査研究する機会を提供した．そこでは二つの方法が採用されている．一つは縦断的にデータベースを用いて，通院患者の治療の効果を分析する方法で，もう一つは無作為化コントロール試験の参加者を通じて実施する方法である．

　最初の取り組みは乾癬性関節炎の治療に使用されている従来の薬剤を調査するものだった．最初の研究では，金療法が乾癬性関節炎の関節破壊の進行を防ぐことができるかが検査され，そうではないことが証明された．次に行われた検査は，乾癬が活性化すると考えられ，乾癬患者には悪いとみなされていた抗マラリア薬，クロロキンの効果を調べるものだった．クロロキンは効く可能性があることがわかり，明らかに乾癬を悪化させることはないことが判明した．しかし効果を証明するためには，さらに大規模な研究が必要である．

　長い間メトトレキサートは乾癬や乾癬性関節炎に有効な薬剤とみなされてきた．しかし興味深いことに，皮膚においても関節疾患においてもその効果を示す無作為化コントロール試験の結果は良好ではなかった．にもかかわらず，実際ほとんどの皮膚科医やリウマチ医はメトトレキサートを大変有効と考え，頻繁に使用していることが研究で示されている．トロント大学乾癬性関節炎クリニックデータベースに基づいた研究は，メトトレキサートは乾癬性関節炎の患者において関節破壊の進行を防がないことを示した．この研究は症例対象調査であり，患者の参加人数が少ない上，彼らの罹病期間が長く，メトトレキサートの用量が十分ではなかったという若干の批判があった．クリニックが実施した最近の調査の中で，現在多くの破壊が現れる前段階で早期にメトトレキサートが使用されており，このような状況下では実際非常に有効らしいということが判明した．しかしより高用量のメトトレキサートで，炎症がうまくコントロールされるらしいという事実にもかかわらず，メトトレキサートが実際に関節の破壊の進行を防ぐといういかなる証拠もいまだに掴んではいない．

続いて乾癬性関節炎におけるアザチオプリンの効果が試験された。この薬を用いた対照研究は存在しないが，症例の経過観察ではその効果が示唆されている。アザチオプリンには皮膚と関節の両面で効果を示す患者もいるということがわかっているが，これも関節破壊の進行を防ぐことはない。

スルファサラジンは関節リウマチのために特別に開発された薬である。初期の研究ではあまり効き目がないように思われたが，後に炎症性腸疾患で試験され，大変有効であることが判明した。過去20年間に乾癬性関節炎の患者におけるスルファサラジンの無作為化コントロール試験が数回実施された。関節の炎症に関してはプラセボをわずかに越える効果を提供するにとどまった。トロント大学乾癬性関節炎クリニックのデータベースに基づいた研究によると，患者の大多数は副作用のため薬を摂取することができず，それを継続して服用した患者では関節破壊の進行を防がないことが示された。

トロント大学乾癬性関節炎クリニックの通院患者は，多くの無作為化コントロール試験に参加している。彼らはTOPAS試験の一部として，メトトレキサートに類似した薬であるレフルノミドを試用した。試験で炎症過程におけるレフルノミドの中等度の効果が示されたが，残念なことにその薬が破壊を防ぐ効果は試されなかった。薬は患者の約40％によく作用したが，患者の残りは忍容できないか，効果がなかった。

(乾癬性関節炎のための生物学的療法)

乾癬と乾癬性関節炎の患者にとって最も喜ばしい発見は，生物学的製剤の開発であった。この疾患には抗TNF製剤が最も有効である。エタネルセプト，インフリキシマブ，アダリムマブの3つの薬剤は，皮膚と関節の症状発現の兆候や症状をめざましく改善することが示されている。これらの薬剤はQOLや機能も改善し，重要なことに，関節破壊の進行も防ぐ。実際インフリキシマブとアダリムマブの両方とも，関節破壊の進行においてCRPの予測効果を上回ることができたことが示されている。トロント大学乾癬性関節炎クリニックにおいて，エタネルセプトが乾癬性関節炎の患者によく効き，大変よく忍容されているという事実を示すことができた。アダリムマブと同様に，インフリキシマブの試験にも参加し，その両方で

優れた効果を示した。これらの薬を用いたクリニックでの経験は，非常に価値のあるものであった。他方，乾癬に認可されているエファリズマブとアルファセプト(両方ともT細胞製剤である)を含む他の生物学的製剤は，乾癬性関節炎にはあまり効果がみられなかった。エファリズマブは実際に関節炎を悪化させる可能性があり，メトトレキサートと一緒の場合のみが研究されたアルファセプトの効果はわずかであった。関節破壊の進行に対する効果を調べる研究は，どちらの薬も実施されなかった。

したがって乾癬性関節炎の患者は現在，皮膚と関節破壊の進行も防ぐ関節の症状をコントロールするために多くの選択肢を持っている。難点は薬が大変高価なため，すべての患者が利用するのは不可能であるということだ。個人の健康保険または政府のプログラムを通じて薬が保険適用される人は，少なくとも5ヵ所の腫脹関節があり，抗TNF製剤を用いる前にメトトレキサートとレフルノミドの両方を使用した経験がなければならない。乾癬のためにどんな生物学的製剤を使用する場合でも，乾癬が非常に重症でなければならない。将来これらの薬剤の値段が引き下げられ，もっと手軽に利用できる日が来ることが期待される。トロント大学乾癬性関節炎プログラムを通して収集された情報は，患者が病気経過の早期にもっと適切に治療されれば，病気が進行せずに，もっと長生きできる可能性があることを指摘している。患者にとってさらに有効なこれらの薬が提供されれば，薬を長い期間摂取する必要がなくなり，長期的に考えれば，かなりの費用効果に繋がるだろう。

20. 現在と将来の研究

トロント大学乾癬性関節炎プログラムは，乾癬性関節炎患者の経過と結果を評価し続けている。個々の関節における炎症と破壊の直接的な関係については，現在調査研究中である。我々は炎症のコントロールと関節破壊の防御の関係も追跡している。乾癬患者における乾癬性関節炎の進行に関わる遺伝子を試験したり特定したりするために，世界中の研究者と協力し合っている。そのために，より早く薬剤を導入することで，病気の経過を変化させることができるかを見極めようと，早期に乾癬性関節炎を診断す

ることにも注意を払っている．薬の副作用の発現と同時に，遺伝的要因と治療の効果の関係にも関心を持っている．新薬試験のためのプロトコールの開発や，試験への参加も継続していて，さらに遺伝学的研究が治療的介入の新しい標的を定めるようになることを希望している．

21. まとめ

それではトロント大学乾癬性関節炎プログラムからどのような知見がもたらされたであろうか．
- 最初の知見は，よく特徴づけられた縦断的観察コホートは疾患研究のためにユニークな機会を提供しているということである．無作為化コントロール試験または実験室での研究と同様に，臨床的コホート研究の詳細について慎重である限り，科学は優れたものでありうる．
- トロント大学乾癬性関節炎プログラムは，乾癬性関節炎の臨床的経過を理解するのに役立ってきた．それはこの疾患が以前考えられていたものに比べかなり重症なものであり，炎症が骨破壊や早期の死亡を招くものであることを示した．それらは修正することができる要素であり，正しい方法を用いれば，オフセットすることができる．
- 乾癬性関節炎に使用されている従来の薬によって，疾患経過を変えることはできないが，新薬はかなり有効であることが明らかになった．
- 我々は乾癬や乾癬性関節炎の進行に関わる遺伝的要因および免疫学的要因の一部を特定したが，これらにはまだいっそうの改良が必要である．

第14章　国際協力

> **キーポイント**
> - 乾癬性関節炎は複合的な疾患である。
> - この疾患の多様な側面を研究するためには，リウマチ医，皮膚科医，その他の研究者による国際協力が必要である。
> - 乾癬・乾癬性関節炎研究グループ（GRAPPA＊）は，国際協力を容易にするために結成された。
> - GRAPPAを通じて，治療法の評価と治療勧告で始まり，多くの国際協力が発達した。
> - これらの取り組みを通じて，乾癬と乾癬性関節炎の原因とメカニズムが解明され，より良い治療法が開発されることが期待されている。

　乾癬性関節炎に関する最初の記述は，乾癬と関連がある関節炎について述べたフランスの医師，Alberti博士によるものである。しかし1939年に，著名なアメリカのリウマチ学者Bauer医師は，乾癬に関連した関節炎を特別な病態として区別するには，記述が不充分であると主張した。その後の研究によって1950年代に，乾癬性関節炎は特別な病態として承認されるようになった。最終的には1964年に，乾癬性関節炎は米国リウマチ協会（American Rheumatism Association，現在は米国リウマチ学会：American Collage of Rheumatologyとして知られている）に，関節炎の特有の型として認定された。

＊ GRAPPA：The Group for Research and Assessment of Psoriasis and Psoriatic Arthritis

1. 乾癬性関節炎に対する調査研究

　乾癬性関節炎は本来まれで，軽症の疾患であると考えられていたために，疾患の研究にたいして興味をもたれていなかった。1950年代の後期に乾癬性関節炎に対して注意を喚起したのは，英国リーズの故Verna Wright教授であった。彼は乾癬性関節炎を独自の病態として認識し，多様な臨床的パターンを記述したことで認められている。1950～1990年代末に，乾癬性関節炎は主にヨーロッパで研究が盛んになった。英国，スペイン，イタリアの多くのグループは，過去30年にわたりこの疾病に取り組んでいる。北米においては，乾癬性関節炎の研究はカナダ・トロントのグループと米国の二つのグループという少数のグループに限定されている。それぞれのグループは単独に働く一方で，お互いのセンターから発表された研究によって互いの研究結果を確認し合っている。初期の研究は乾癬性関節炎の臨床像に集中し，その後の研究で皮膚と関節の病変に関する病理学と同時に，遺伝学と免疫学における疾患のメカニズムが調査研究された。

2. 21世紀の転換期における乾癬性関節炎の理解

　過去20年間にわたり乾癬性関節炎の患者に実施されてきた研究に基づき，その疾患は以前考えられていたほどまれではなく，さらにもっと重症であることが明確になってきた。乾癬性関節炎の患者は，関節炎が進行すると，非常に重い身体障害になる可能性があることがわかった。多くの研究で遺伝的要因が乾癬性関節炎の進行にとっては重要であり，特定の免疫学的異常がこの疾患に関係していることが確認された。乾癬性関節炎の病理学的所見は関節リウマチと類似している一方で，ある種の相違点が観察され，異なるメカニズムがこれらの異なる炎症性関節炎の型には作用している可能性を示唆している。2000年以来乾癬と乾癬性関節炎に有効とされた生物学的製剤の利用と同時にその背景が，この関節炎の原因と正確なメカニズムや，乾癬との関係において，大きな関心を引いてきた。

　乾癬性関節炎の正確な有病率は不明である。しかしその頻度は炎症性関節炎の典型とされている関節リウマチと同程度である可能性がある。プラ

イマリーケアに携わる医師は，少数の乾癬性関節炎の患者に遭遇するだけかもしれない。専門医であるリウマチ医や皮膚科医は，おそらくもっと大勢の乾癬性関節炎の患者に出会うだろう。しかし病気をさらに詳しく理解するためには，特にその研究が疾患やその重症度に関連がある遺伝子の特定に関する場合は，非常に多くの患者の検査が必要になる。どのグループも単独では患者が不充分なので，研究対象の数を増やし研究の領域を広げるために，研究者間の協力体制を確立することが必要である。さらにもっと多くの人にこの疾患に関心を持ってもらえるようにし，乾癬性関節炎にかかる人をより早期に診断し治療するために，医療従事者，患者，さらには広く一般の人に啓蒙する必要があることが明確になった。

歴史的に，皮膚科医は乾癬性皮膚疾患の原因やメカニズムを特定することに取り組んできた。そして概して関節炎の存在を無視してきた。乾癬患者における関節炎が，かなり重症な疾患であることが明らかにされる中，皮膚科医は特に患者が関節炎に悩まされていない場合，実際に患者が関節炎にかかっている可能性があるかに細心の注意を払ってはいなかった。一方リウマチ医は，指炎（ソーセージ指として知られる腫れた指）や付着部炎（腱が骨に付着する部位の炎症）の症候と共に，末梢関節炎や脊椎の罹患に神経が集中し，皮膚疾患に細心の注意を払ってはこなかった。それゆえ乾癬がプライマリーケア医やリウマチ医によって鑑別されずに，多くの炎症性関節炎の患者が，関節リウマチとして誤診されている可能性がある。多くの施設では，概して皮膚科医とリウマチ医は別々に働いていて，医師同士が相談し合うということは物理的に困難である。ある施設にはリウマチ医はいるが，皮膚科医は不在で，別の施設では皮膚科医はいるが，リウマチ医は不在だという場合がある。この疾患にはチーム医療が望ましいことが明らかになったのは極最近のことである。

3. 乾癬性関節炎をよりよく認識すること
　　　　　　　　　　－国際協力の始まり

乾癬性関節炎について使用される定義は，最近まで正確とはいえなかった。ほとんどの研究者と臨床医が，1970年代の初期に発表されたMollと

Wrightの臨床的記述を診断的基準として使用していたが，それらは臨床的なパターンを表していたものの，早期の疾患についてはかならずしも有効ではなかった．乾癬性関節炎の分類法や診断的基準は，2006年まで受け入れられていなかった．この問題を提起するために，英国リーズ大学のPhilip Helliwell医師とニュージーランド・ウェリントンのWilliam Tayor医師の指導の下，研究者の国際的なグループが召集された．世界17ヵ国から30名の研究者グループが集結した．CASPAR (ClASsification of Psoriatic Arthritis) として知られるようになったこのグループの取り組みを通じて，非常に多くの患者と対照者が，標準的な手順（プロトコール）を用いて評価された．この研究で収集された情報から，分類基準が統計学的手法により導かれた．これらの基準は乾癬性関節炎の診断において，感受性（乾癬性関節炎の症例を拾い上げることができる）と特異性（乾癬性関節炎の患者を他の炎症性関節炎の型の患者から区別できる）が非常に高いことが証明された．それらはCASPAR基準と呼ばれている．CASPER基準は乾癬性関節炎患者の臨床的試験と縦断的研究において患者を特定するために使用されるだろう．CASPAR基準は症状が出つくした乾癬性関節炎においても，初期の乾癬性関節炎においても有効であり，医師が正しい診断に至ることを助ける点においてプライマリーケア医にとっても有効である．

4. 乾癬・乾癬性関節炎研究グループ

最初のCASPARグループの招集から，乾癬性関節炎の研究に関心がある研究者を国際的に集めるというもう一つの構想が浮上した．この企画は米国シアトルのPhilip Mease医師と，カナダ・トロントのDafna Gladman医師によって組織された．目的は乾癬と乾癬性関節炎に関心を持つリウマチ医，皮膚科医を他の研究者と同様に集結させることだった．当初の計画は世界中の様々な施設からできるだけ多くの研究者を学会に集めて，現在の知識を検証し，そのギャップを判定し，これらの症状を調査するために新しい方策を提案する機会を提供することだった．目的は特に'異分野交流'ともいえるような異なる研究分野の研究者達を結び付けることだった．グループは2003年8月，ニューヨークで最初の会議を開催した．その週

末，米国東部沿岸地域で停電が発生したという事実と，多くの意図した参加者の到着が制限されたという事実にもかかわらず，会議は順調に進行し，乾癬・乾癬性関節炎研究グループ（GRAPPA）を設立することができた。

GRAPPA は以下の目的を達成するために組織されたリウマチ医，皮膚科医，方法論学者の国際的グループである．

- 乾癬と乾癬性関節炎の認知度と早期診断を向上させること．
- 評価ツールの開発と検証を実施すること．
- 疾患結果の改善という最終目的を可能にする臨床的調査を推進するために，治療法を評価すること．
- 疾患の病態生理に関する基礎医学的研究を推進すること．
- 学際的なコミュニケーションを育むこと．
- 患者のサービスリーグ，産業，規制機関，他の関連機関を通じて，一般社会とのコミュニケーションを育むこと．

GRAPPA 会員は自身の仕事を検証し，新しい調査企画を発展させるために，定期的に会議を開いている．会議は北米のリウマチ学米国アカデミー（AAD）やヨーロッパでの皮膚科学と性病学ヨーロッパアカデミー（EADV）のような皮膚科学の近くの会合と同様に，北米の米国リウマチ学会や，ヨーロッパでの欧州リウマチ学会（EULAR）の会合の付近で実施される．それらは重要な会議ではあるものの，通常参加者は彼らの専門に関わる会議に出席する専門家に限られているので，リウマチ医と皮膚科医の交流は多くはない．にもかかわらず，多くの議題が討議され合意に至っている．

2003 年以来 GRAPPA の会員はグループの目的達成のために，たゆみない努力を積み重ねてきた．過去 4 年間に，乾癬や乾癬性関節炎に関する国内あるいは国際的な会合で受理された抄録の数が確実に増加している．このことがリウマチ医や皮膚科医の間でこの病気に対する認知度を高めてきた．さらに GRAPPA の 2003 年創立総会の会議録が，EULAR の機関誌 *Annals of the Rheumatic Disease* に別冊として発表された．これらの会議録は機関誌と GRAPPA の調整でインターネットを通じて無料のサービスと

して利用することができる。この公示も病気についての認知度を高めるのに役立っている。現在より多くの専門医が，さらに早期診断できるよう試みている。しかしできるだけ早く診断するためには，プライマリーケア医が患者を適切な専門医に紹介するという点においてまだやるべき仕事がある。患者が適切な時期に医師の診察を求めるようになるために，確実に社会の認知度向上を図る必要がある。

5. 乾癬と乾癬性関節炎における評価ツール — GRAPPA 協力

　GRAPPA 会員は乾癬と乾癬性関節炎の評価ツールの開発と検証にも携わってきた。乾癬性関節炎には，脊椎関節と同時に末梢関節（末端の関節に罹患する）の症状発現があり，皮膚と爪にも罹患するため，疾患の多様な側面を評価することが必要である。GRAPPA は 2003 年の最初の会議で手続きを開始し，他の国際的なグループとの協力を得て継続した。国際的なグループには，リウマチ学臨床試験における結果測定（OMERACT），強直性脊椎炎評価グループ（ASAS），カナダ脊椎関節炎調査協会（SPARCC），脊椎関節炎治療評価ネットワーク（SPARTAN），国際乾癬会議（IPC）が含まれている。これらの取り組みを通して，乾癬性関節炎における臨床試験やコホート研究に含まれるべきコアセットに関しては，合意に達している。評価する部位のために必要となる方法（ドメインと呼ばれる）は，すでに検証されたか，GRAPPA 参画センターを通じて現在検証中である。これらの方法について記された論文は公表されていて，世界中の医師が患者を評価するためにこれらの方法を使用するようになることが期待される。

6. GRAPPA 治療勧告

　GRAPPA の主な取り組みは，乾癬と乾癬性関節炎の国際的な合意に達した治療勧告を進展させることである。これは皮膚と関節の症状のために現在使用されている治療法に関する調査報告書を主に検証することで達成された。その評論は 2006 年に *Journal of Rheumatology* で発表され，ここ

数ヵ月以内に公表されるであろう勧告の基礎を提供した。これは一般的な解答に達するために討論や調査に参加した大勢の会員と同様に，委員会に従事した皮膚科医とリウマチ医によるGRAPPA会員の力添えと，ニューヨーク・ロチェスターのChristopher Ritchlin医師とカリフォルニア・サンディエゴのArthur Kavanaugh医師の共同座長によるGRAPPAの治療ガイドライン委員会の不断の努力の賜物である。

現在GRAPPAの会員には，リウマチ医，皮膚科医，放射線科医，方法論学者，看護師とその他のコメディカル，米国国立乾癬機関，乾癬患者会組織国際連盟（IFPA）のような患者会のメンバー，製薬会社のMRが含まれている。現在多数の会員が北米以外からも来ている。

7. 乾癬と乾癬性関節炎の国際的な世界会議

2006年に最初の乾癬と乾癬性関節炎に関する世界会議が，スウェーデンのストックホルムで開催された。この会議はIFPAの役員によって発案されたものだった。ニューヨークのMark Lebwohl医師，シカゴのKenneth Gordon医師，シアトルのPhilip Mease医師の指導の下，米国国立乾癬機関の調査責任者，Dafna Gladman医師（トロント，カナダ），Christopher Ritchlin医師（ロチェスター・ニューヨーク・USA），Mona Stahle医師（ストックホルム，スウェーデン）を含む運営委員会，リウマチ医と皮膚科医の国際的な代表者を含む委員会の協力により，優れたプログラムが編成された。700名以上の人が，遺伝子，免疫学，QOLと病気負荷，臨床的調査という4つのテーマを含む会議に出席した。それぞれの分科会は，それぞれの分野から会議に貢献できるように，リウマチ医と皮膚科医が共同座長を務めた。それぞれの分科会でレビュー講演や独自の研究発表が実施された。それぞれのテーマに関連したポスターセッションも執り行われた。それぞれの分科会の後で，患者に情報を提供するサマリー（要約）セッションが実施された。会議の最後に行われた患者擁護のためのミーティングで，世界中の乾癬と乾癬性関節炎の患者が抱える問題について話し合う機会が与えられた。この会議の成功のほとんどは，おそらくはIFPAの専務理事の献身と苦心によるものである。この会議の会議録は

*the Journal of Investigative Dermatology*に発表された。

　この会議は多くのリウマチ医と皮膚科医が一堂に会し，乾癬や乾癬性関節炎に関連する問題を話し合う最初の機会となった。一番の成果は乾癬性関節炎の遺伝学に取り組む研究者と，乾癬の遺伝学に取り組む研究者が情報を交換し合えたということである。同様に，皮膚の免疫学に取り組む皮膚科医は，関節疾患の免疫学に取り組むリウマチ医と共通の研究対象を確認し合うことができた。乾癬患者が抱えるQOLや病気負荷の問題は，関節炎にかかる患者より大きい場合さえあることが明らかになった。関節炎がない乾癬患者は，心臓疾患，肥満，糖尿病などの乾癬性関節炎の患者を襲う多くの関連した疾患にも苦しめられているという事実も明確になった。会議は主催者の期待を上回り，すでに2009年ストックホルムで開催される次の会議のための計画が進められている。

8. 前進する乾癬性関節炎の研究

　ごく最近ではGRAPPAが，2007年9月に合衆国のボストンで年次総会を開いた。これはリウマチ医，皮膚科医，基礎科学者が集結し，共通の問題を話し合うもう一つの機会となった。この会議には多くの内容が含まれていた。スクリーニングと評価ツールに関するセッションでは，シアトルのPhilip Mease医師とボストンのAbrar Qureshi医師が共同座長を務めた。皮膚の評価と関節の症状のために開発された評価方法に関する調査が検証され，研究課題が少人数に分かれてのグループ討議を通して発展した。品質測定に関するセッションでは，ドイツ・フランクフルトのHenning-Wulf Boehncke医師と米国カリフォルニア・サンディエゴのArthur Kavanaugh医師の共同座長で，医師が乾癬と乾癬性関節炎を評価するための必要条件が論じられた。米国ニューヨーク・ロチェスターのChristopher Ritchlin医師の座長で行われたトランスレーショナルリサーチ*に関するボードセッションには三つの内容が含まれていた。それらはアイルランド・ダブリンのOliver FitzGerald医師が座長を務めたバイオマーカーセッションと，

＊基礎研究の成果を臨床の応用につなげる先端医療研究。

カナダ・ニューファンドランド，セントジョーンズのProton Rahman医師と米国ミシガン州アメーバーのJames T. Elder医師の共同座長による遺伝子セッションと，英国リーズのPhilip Helliwell医師と米国ボストンのAlice Gottlieb医師が共同座長を務めた画像セッションである。それぞれの分野における最新情報が提示され，その後の会議ではさらに詳細な研究課題が浮かび上がることだろう。オーストラリアのPeter Nash医師と米国のAlice Gottlieb医師の共同座長による薬物療法とその毒性に関するセッションで，メトトレキサートにおけるデータ検証が，リウマチ医と皮膚科医が使用したメトトレキサートに関する調査結果と同時に発表された。少人数に分かれてのグループ討議では，さらに詳細な研究と薬物評価のための計画が立てられた。最後のセッションで討議された内容は，レジストリ＊が中心となり，カナダ・トロントのDafna Gladman医師とスウェーデン・ストックホルムのMona Stahle医師が共同座長を務めた。臨床的，遺伝的レジストリに必要となる内容が，乾癬と乾癬性関節炎のための国際的レジストリの開発という構想と共に検討された。

　乾癬のための遺伝子を特定するという国際的な共同企画は，James T. Elder医師によって調整され，乾癬に関わる感受性遺伝子について重大な発表を行ってきた。乾癬性関節炎に関する遺伝子を特定するためには，さらに詳細な研究が必要であり，それらは関節炎を合併しない乾癬に関わる遺伝子とは異なるのかどうかも研究される必要がある。

　このように国際的共同企画は，乾癬と乾癬性関節炎の原因解明に役立ってきた。GRAPPAは年次総会を通じて，その間の共同研究と同様に，その仕事を継続させる計画を立てている。主な国際的取り組みは，患者に関連した疾患の転帰と乾癬と乾癬性関節炎の患者におけるQOLと機能をさらに改善するような機能の国際的な分類が中心である。数年ごとに世界会議を継続する計画も進められている。これらの国際的な協力を通じて，より多くの研究が実施され，これらの症状に対する多くの疑問に解答が得られるようになることを希望している。その結果，患者のQOLと機能が改善され，いつかは乾癬と乾癬性関節炎の原因と治療法が特定される日が来

＊データベースの管理組織。

るだろう．

　つまりこのような国際協力が，乾癬性関節炎の疾患メカニズムにおける知識や理解を前進させてきた．それらは一致した症例の定義や評価ツールも提供し，新しいツールの開発には患者の意見も取り入れている．期待されることは，来る数年間に乾癬性関節炎の遺伝子が解明され，新しい治療的介入が開発されることである．世界中のこの病気に苦しむさらに多くの人達が，これらの新薬を利用できるようになることも同時に期待されている．

第15章　乾癬性関節炎の患者に対する現在の見通し

> **キーポイント**
> - 乾癬性関節炎の患者における現在の状況は，数年前よりかなり改善されている．
> - 疾患メカニズムの調査が，新しい治療薬の開発に貢献している．
> - 新薬は従来の薬よりかなり有効である．
> - 過去20年と比較すると，すでに過去10年の生存率が改善されているという証拠がある．
> - より多くの薬が開発され，疾患経過の早期に新薬が使えるようになることで，将来はかなり明るくなっている．
> - 世界中の患者が新しい開発から恩恵を受けられるように，国際的グループは重要な役割を演じている．

　乾癬性関節炎の患者の将来は，過去に比べて格段に改善されてきている．20世紀初頭には，実際の病態は明確にされていなかったが，20世紀の後半に向けてこの疾患が関節炎の特別な型として認識されるようになった．いったん認識されると，より多くの研究者が，乾癬性関節炎の性質，経過，メカニズム，治療法についての研究を開始した．

1. 炎症のメカニズムが解明され始めている

　医学論文などを検証してみると，調査のあらゆる分野で乾癬性関節炎に関連した出版物がいちじるしく増加していることに気づく．実際にこの病気のメカニズムが最近広く研究されている．乾癬性関節炎のために特別に

実施されたものではない調査もあるが、かなりの点で応用することが可能である。現在我々は、疾患の症状や症候を引き起こす炎症の進行にとって重要な多くの分子について認識している。その上持続的な炎症が関節破壊を招くことについても熟知している。炎症に関わる分子を特定することが、炎症の原因となる働きを阻害する治療薬の開発に役立ってきた。したがって、病気経過の早期に炎症を消すことができれば、関節破壊を防ぐことができるだろう。

2. 過去10年間に改善された乾癬性関節炎の生存率

乾癬性関節炎患者の将来を予測する最大の資料であるトロント大学乾癬性関節炎プログラムの最近のデータによると、過去10年における生存率は改善されてきていることが示唆されている。乾癬性関節炎の効果的な治療法の出現によって、炎症の症候や兆候をコントロールするだけではなく、関節破壊の進行をも防ぐ薬によって、生存率は将来的にはさらに改善されるものと期待されている。

3. 将来の治療法

現在製薬会社は乾癬性関節炎の薬の開発に関心を持っているので、より効果的で、より副作用が少ない薬の開発が期待されている。関節の破壊が起きる前にこれらの薬がタイミングよく処方され、うまくいけば破壊を防ぐことも可能になるだろう。

現在乾癬性関節炎のために多くの薬が研究されている。臨床試験中の薬もたくさんあれば、世界中の実験室で今なお研究中の薬もある。それゆえ病気のプロセスは最終的には解明されることになるだろう。最近乾癬性関節炎の患者は心臓発作、糖尿病、高いコレステロールなどの他の健康問題を抱えやすいという事実が判明した。これらの臨床的症状には'病気負荷'が関係している。病気が早期にコントロールされるようになれば、負荷は減り、このような合併症を防ぐことも可能になるはずだ。

4. 薬の利用

　製薬会社が乾癬性関節炎に対する新薬を開発し，販売するのに最善を尽くす一方で，これらの新薬は，それを必要とするすべての人が簡単に入手できるものではないという事実についても注目する必要がある。新薬は非常に高価である。これらの薬を開発した製薬会社は，薬の開発に莫大な経費を投じてきたので，それらから償還しようとすることは明白である。しかし発展途上国では高価な薬は使用できない。先進国でもすべての人が保証されるわけではなく，薬が提供されるわけでもない。高価なために，多くの国はこれらの薬の使用に関するガイドラインを作成している。抗TNF製剤が許可される前に，それ以外のもっと安価な薬を使用しなければならない患者がほとんどである。このことは経済的には意味があるにしても，炎症を早期に消そうと試み，病気の早期に有効な薬を使うことが大変効果的であるという点からすると，臨床的には意味がない可能性がある。現存する一つの問題は，これらの薬による早期の乾癬性関節炎に対する臨床試験が実施されておらず，メトトレキサートのような従来の薬と一つずつ比較されていないという事実である。病気の早期にこれらの薬を提供できるよう，近い将来，保険会社と政府機関を納得させることができるような研究が実施されることが期待される。

5. 国際的な取り組み

　乾癬患者会組織国際連盟（IFPA）と国立協会による取り組みと，乾癬・乾癬性関節炎研究グループ（GRAPPA）の結成によって，乾癬と乾癬性関節炎に関連する問題がさらに深く理解されるようになるだろう。現在GRAPPAは，疾患のメカニズムを見据え，患者に関連した問題を理解し，評価ツールと質の改善を訴え，微少な疾患活動性の状態を定義するための多くの共同研究に取り組んでいる。おそらくこのような取り組みが，全体として病気のより深い理解につながるだろう。彼らの国際的な名声によって，これらの取り組みの結果が，おそらく世界中の患者に適用されるようになるだろう。

6. 将来

　この2, 3年間に起きた進歩により，乾癬性関節炎の患者にとっての未来は，さらに明るくなってきている。今後5年以内（2014年まで）に，この疾患に関わる遺伝子的要因が解明されるだろう。新しい遺伝子の発見に伴い，薬の新しいターゲット（標的）がみつかるだろう。研究者は最小の毒性で有効な新しい分子を特定するために，意欲的に働いている。したがって来たる10年以内（2019年まで）に，現在の患者の親族でハイリスクな人は，病気の進行を防ぐために診断され治療されるようなこの分野で，大きな進展がみられるという希望がある。すでに病気にかかっている人も終始その間に，新しい治療法の恩恵を受けることになるだろう。

[付録 1] 　　乾癬性関節炎の組織

Professional organizations
Group for Research and Assessment of Psoriasis and Psoriatic Arthritis (GRAPPA)
International Psoriasis Council (IPC)
American College of Rheumatology (ACR)
American Academy of Dermatology (AAD)
Canadian Rheumatology Association (CRA)
Canadian Dermatology Association (CDA)
Spondyloarthritis Research Consortium of Canada (SPARCC)
Spondyloarthritis Research and Treatment Network (SPARTAN)
The European League against Rheumatism (EuLAR)
European Academy of Dermatology and Venereology (EADV)
Indian Rheumatology Association (IRA)
Asia-Pacific League of Associations for Rheumatology (APLAR)
Pan-American League of Associations for Rheumatology (PANLAR)
The African League against Rheumatism (AFLAR)

Patient organizations
Psoriasis
Argentina
Name: Asociación Civil para el Enfermo de Psoriasis (AEPSO)
Contact: Silvia Fernandez Barrio
Address: Av. De Mayo 749-8 "48"
C1084AAP-Buenos Aires
Argentina
Tel: +54 11 43 42 1874/8328

Toll free: 0800 22 AEPSO (23776)
E-mail: info@aepso.org
Web site: www.aepso.org

Australia

Name: Psoriasis Australia Inc.
Contact: Helen McNair
Address: PO Box 290, Ashburton, VIC.
Australia 3147
Tel: +11 61 3 98138080
Fax: + 11 61 3 98138080
E-mail: pai@virtual.net.au
Web site: www.psoriasisaustralia.org.au

Belgium

Name: PSORIASIS LIGA VLAANDEREN vzw
Contact: Paul De Corte
Address: Beervelde-Dorp 39
9080 Lochristi
Belgium
Tel: +32 9 355 08 13
Fax: +32 9 355 08 13
E-mail: info@psoriasis-vl.be
Web site: www.psoriasis-vl.be

Canada

Name: Psoriasis Society of Canada
Contact: Judy Misner
Address: PO Box 25015
Halifax NS
Canada B3M 4H4
Tel: +1 902 443 8680
Fax: +1 902 443 2073
E-mail: judymisner@eastlink.ca
Web site: www.psoriasissociety.org

China

Name: China Psoriasis Foundation
Contact: Professor Yang Xue-Qin
Address: Department of Dermatology
Air Force General Hospital
30 Fucheng Road
Beijing 100036

PR China
Tel: +86 10 66928073
Fax: +86 10 6817 4056 or +86 10 669 28843
E-mail: Hy348829@hy.cgw.cn

Denmark
Name: Danmarks Psoriasis Forening
Contact: Karl Vilhelm Nielsen
Address: Kloverprisvej 10 B 1
DK-2650 Hvidovre
Denmark
Tel: +45 3675 5400
Fax: +45 3675 1403
E-mail: LK@psoriasis.dk
Web site: www.psoriasis.dk

Estonia
Name: Eesti Psoriaasiliit–EPsoL
Contact: Ms Tiina Põllumäge, Chairman
Address: Komeedi 13-4
10122 Tallinn
Estonia
Tel: +372 6 621 250
Fax: + 372 6 621 250
E-mail: Tiina.Pm@nlib.ee
Web site: www.epsol.ee

Finland
Name: The Finnish Psoriasis Association
Contact: Ingemo Törnroos
Address: Fredrikinkatu 27 A 3
FIN 00120 Helsinki
Finland
Tel: +358 9 2511 9011
Fax: +358 9 2511 9088
E-mail: ingemo.tornroos@psori.fi
Web site: www.psoriasisliitto.fi

France
Name: Association Pour la Lutte Contre le Psoriasis–APLCP
Contact: Patricia Jimmy/President Bernard Luet
Address: 68 Rue Romain Rolland
783 70 Plaisir

France
Tel: +33 1 30 54 72 60
E-mail: patricia.jimmy@ac-versailles.fr
Web site: www.aplcp.org

Germany

Name: Deutscher Psoriasis Bund e.V.
Contact: Professor Dr Joachim Barth
Address: Seewartenstraße 10
20459 Hamburg
Germany
Tel: +49 402233990
Fax: +49 4022339922
E-mail: jobarth@t-online.de
Web site: www.psoriasis-bund.de

Iceland

Name: Samtök Psoriasis og Exemsjúklinga (SPOEX)
Psoriasis and Eczema Association
Contact: Ms Valgerdur Audunsdottir
Address: Bolholti 6
105 Reykjavik
Iceland
Tel: +354 588 9666
Fax: +354 588 9622
E-mail: spoex@sporiasis.is
Web site: www.psoriasis.is

Indonesia

Name: Indonesian Psoriasis Care Foundation
(Yayasan Peduli Psoriasis Indonesia, YPPI)
Contact: Helena B Intan
Address: 23, Jl. Niaga Hijau 9
Jakarta 12310
Indonesia
Tel: +62 021 751 2614
Fax: +62 021 750 7739
E-mail: contact@psoriasisindonesia.org
Web site: www.psoriasisindonesia.org

Israel
Name: Israel Psoriasis Association
Contact: Dr Tamar Brosh
Address: 22 Derech Hashalom St.
Tel Aviv 67892
Israel
Tel: + 972 3 6247611
Fax: + 972 3 6247613
E-mail: psoriasis@bezeqint.net
Web site: www.psoriasis.org.il

Japan
Name: Japanese Psoriasis Association
Contact: Hitoshi Kobayashi, Head of Staff
Address: Hiraoka-Koen Higashi 3-choume, 9-3
Kiyota-ku, Sapporo, 004-0882
Japan
Tel: +81 11 738 5511
Fax: +81 11 739 5522
E-mail: hitoshi-kobayashi@hokkaido.med.or.jp
Web site: www.kansen-hkd.com

Kenya
Name: Psoriasis Association of Kenya
Contact: Dr Hoseah Waweru
Address: Upper Hill Medical Centre
5th Floor, Raph Bunche Road
PO Box 54802 00200 City Sq.
Nairobi
Kenya
Tel: +254 203 431 45
Fax: +254 20 343 143
E-mail: howaweru@skyweb.co.ke

Malta
Name: Psoriasis Association Malta
Contact: Ms Lucienne Tabone
Address: PO Box 2, Mosta
Malta
Tel: +356 21437606
E-mail: info@pam.org.mt
Web site: www.pam.org.mt

The Netherlands

Name: Psoriasis Vereniging Nederland
Contact: Mr A. Cats
Address: Diepenhorstlaan 2-H
2288 EW Rijswijk
The Netherlands
Tel: +31 703 836443
E-mail: secretariaat@pvnnet.nl
Web site: www.pvnnet.nl

New Zealand

Name: Psoriasis Association of New Zealand Inc.
Contact: Michael Oelsner (Pres)/Carolyn McGonnell (Sec)
Address: PO Box 44007
Lower Hutt
Wellington 5040
New Zealand
Tel: +64 4 5687 139/+64 4 569 4705
Fax: +64 4 5687 149/+64 4 569 4706
E-mail: psoriasis@xtra.co.nz

Norway

Name: Norwegian Psoriasis Association
Contact: Erik Nygaard
Address: PB 6547 Etterstad
0606 Oslo
Norway
Tel: +47 23 376240
Fax: +47 22 72 1659
E-mail: npf@psoriasis.no
Web site: www.psoriasis.no

Panama

Name: Psoriasis of Panama Foundation
Contact: Monica de Chapman
Address: Apartado Postal
0823-01628
Panamá
República de Panamá
Tel: +507 302 3855 or +507 302 3856
E-mail: informacion@psoriasispanama.org
Web site: www.psoriasispanama.org

Philippines
Name: Psorphil, Psoriasis Philippine Online Community Inc.
Contact: Josef de Guzman
Address: 2121-B, Luna Street,
Pasay City, Metro Manila
Philippines
Tel: +632 833 43 03
Fax: +632 833 43 03
E-mail: psoriasis.philippines@gmail.com
Web site: www.psorphil.org

Singapore
Name: The Psoriasis Association of Singapore
Contact: Dr Colin Theng (Pres) C/O National Skin Centre
Address: No 1 Mandalay Road
Singapore 308205
Tel: +65 63508551
E-mail: psoriasis_sg@yahoo.com
Web site: www.psoriasis.org.sg

South Africa
Name: South African Psoriasis Association
Contact: Catherine Alexander, Chairperson
Address: PO Box 801
Brackenfell 7561
South Africa
Tel: +27 21 556 1141 or +27 21 981 1650
Fax: +27 86 671 5009 or +27 21 981 1650
Cell +27 82 897 9854
E-mail: cathalex@sybaweb.co.za
Web site: www.sapsoriasis.co.za

Spain
Name: ACCIÓ PSORIASI
Contact: Juana Mª Del Molino
Address: HE Can Guardiola
C/. CUBA, 2
08030 Barcelona
Spain
Tel: +34 93 2804622
Fax: +34 93 2804280
E-mail: psoriasi@pangea.org
Web site: www.acciopsoriasi.org

Sweden
Name: Psoriasisförbundet, The Swedish Psoriasis Association
Contact: Annika Rastas
Address: Rökerigatan 19
121 62 Johanneshov
Sweden
Tel: +46 8 556 109 01
Fax: +46 8 556 109 19
E-mail: annika.rastas@pso.se
Web site: www.pso.se

Switzerland
Name: Schweizerische Psoriasis & Vitiligo Gesellschaft (SPVG)
Contact: Adelheid Witzeling, Secretary Office, Bern
Address: PO Box 1
3000 Bern 22
Switzerland
Tel: +41 31 359 90 99
Fax: +41 31 359 90 98
E-mail: info@spvg.ch
Web site: www.spvg.ch

Tanzania
Name: Psoriasis Association of Tanzania
Contact: Yassin Mgonda
E-mail: ymgonda@muchs.ac.tz

UK
Name: The Psoriasis and Psoriatic Arthritis Alliance/PAPAA
Contact: David and Julie Chandler, Directors
Address: PO Box 111
St Albans
Herts AL2 3JQ
UK
Tel: +44 8707703212
Fax: +44 870 7703213
E-mail: info@papaa.org
Web site: www.papaa.org
Scotland
Name: Psoriasis Scotland
Contact: Janice Johnson

Tel: +44 131 556 4117
E-mail: janice.johnson5@btinternet.com
Web site: www. psoriasisscotland.org.uk

USA
Name: National Psoriasis Foundation/USA
Contact: Gail Zimmerman, President & CEO
Address: 6600 SW 92nd Avenue, Suite 300
Portland, OR 97223
USA
Tel: + 1 503 244 7404
Fax: + 1 503 245 0626
E-mail: gzimmerman@psoriasis.org

Spondyloarthritis
Australia
Ankylosing Spondylitis Group of New South Wales
denisemckeon@bigpond.com
New South Wales
Ankylosing Spondylitis Group of Queensland
johnjohn@powerup.com.au
www.arthritis.org.au/asgroup
East Brisbane, Queensland
Ankylosing Spondylitis Group of Tasmania
mlimbric@tassie.net.au
Claremont, TAS 7011

Austria
Österreichische Vereinigung Morbus Bechterew (ÖVMB)
office@bechterew.at www.bechterew.at
Wien

Belgium
Vlaamse Vereniging voor Bechterew-patiënten v.z.w. (VVB) vvb@come.to
www.vvb.rheumanet.org
Knokke-Heist

Canada
Ankylosing Spondylitis Association of British Columbia (ASABC)
a-griddick@uniserve.com
Surrey, British Columbia

Manitoba Ankylosing Spondylitis Association +1 204 256 5320
Winnipeg, Manitoba
Ontario Spondylitis Association (OSA) info@spondylitis.ca
www.spondylitis.ca
Toronto, Ontario

Croatia

Croatian Ankylosing Spondylitis Society +385 1 37 87 248
Zagreb

Czech Republic

Klub Bechtereviku Klub.bechtereviku@seznam.cz www.sweb.cz/
Praha 2 klub.bechtereviku

Denmark

Gigtforeningen for Morbus Bechterew
torben@bechterew.dk www.bechterew.dk
København

France

Association Française des Spondylarthritiques (AFS)
afs@fr.st www.aplcp.org
Rennes

Germany

Deutsche Vereinigung Morbus Bechterew e.V. (DVMB)
dvmb@bechterew.de bechterew.de
Schweinfurt

Hungary

MEOSz Bechterew section +36 1 358 12 74
National Federation of Associations of Disabled Persons
Budapest

Ireland

Ankylosing Spondylitis Association of Ireland (ASAI)
info@ankylosing-spondylitis.ie
www.ankylosing-spondylitis.ie/
Dublin

Italy

Associazione Italiana Spondiloartriti (A.I.Sp.A) +39 0584 49083
Florence

Japan
Japan Ankylosing Spondylitis Club (JASC) +81 422 45 7985
Tokyo

Norway
Norsk Revmatikerforbund (NRF)/BEKHTEREV nrf.adm@rheuma.no
www.rheuma.no
Oslo

Portugal
Associação Nacional da Espondilite Anquilosante info@anea-sede.rcts.pt
www.anea.org.pt
(ANEA)

Singapore
Singapore Ankylosing Spondylitis Club (SASC) +65 6227-9726
www.arthritis.org.sg
Singapore

Slovenia
Drustvo za ankilozirajoci spondilitis Slovenije (DASS) dass@siol.net
Ljubljana

Switzerland
Schweizerische Vereinigung Morbus Bechterew (SVMB)
Société suisse de la spondylarthrite ankylosante (SSSA)
Societá svizzera morbo di Bechterew (SSMB) mail@bechterew.ch
www.bechterew.ch
Zürich

Taiwan
Ankylosing Spondylitis Caring Society of ROC wei3228@ms3.hinet.net
www.ascare.org.tw
Taipei

Turkey
Ankilozan Spondilit Hasta Dernegi (ASHAD) ashad@ashad.org
www.ashad.8m.comSpondylitis Association of America

UK
National Ankylosing Spondylitis Society (NASS) nass@nass.co.uk
www.nass.co.uk
Mayfield, East Sussex

Ukraine/Slovenia
Society of sufferers with Ankylosing Spondylitis
(Bechterew's Disease)
Fax +380 475 2172
Solotonosha
Ukraine

USA
Spondylitis Association of America (SAA) info@spondylitis.org
www.spondylitis.org
Sherman Oaks, CA

[付録2]　　　用　語　解　説

アキレス腱（Achilles tendon）　ふくらはぎの筋肉がかかとの骨に付着する足部の後方にある腱。

亜脱臼（Subluxation）　骨が正常な接触を失う変形。ある骨が関節のもう一つの骨の上か下に動く上向きまたは下向きの亜脱臼，あるいは，ある骨がもう一つの骨の片側かその反対側に動く横側の亜脱臼がある。

遺伝子関連研究（Genetic association study）　多数例の患者と適合する対照群を比較することで，病気と関連がある遺伝子を特定するために使用される研究方法。

遺伝子連鎖（リンケージ）研究（Genetic linkage study）　病気の家族の大多数に関する遺伝型マーカーからの情報を使用することで，発見できる可能性がある病気に関連した染色体の遺伝子の部位を特定するのに使用される研究方法。

HLA抗原（HLA antigen）　細胞の表面にある分子。これらの分子をコード化する遺伝子は，人の染色体6pに存在している。

エピジェネティック因子（Epigenetic factor）　親の遺伝子を変化させる遺伝性要因。

遠位関節（Distal joint）　手や足部の末端関節。

遠位関節型（Distal pattern）　手や足部の末端関節が罹患する乾癬性関節炎のパターン。

炎症性腸疾患（Inflammatory bowel disease）　腸の内壁の炎症によって特徴づけられる病気。

活動関節数（Actively inflamed joint count）　全身の関節の炎症の程度をみるために腫脹あるいは圧痛のみられる関節の数。

滑膜（Synovium）　関節内壁の組織。

滑膜生検（Synovial biopsy）　関節の内壁にある滑膜の生検法。

滑膜切除（Synovectomy）　滑膜を取り除くこと。これは外科的に行うか，放射性物質を関節内に注射することが行われる。

関節液（Synovial fluid）　関節の潤滑液。様々な関節症状において量や

特徴が異なる。その分析が正しい診断の助けになる。
関節外（Extra-articular）　関節以外の体の部分の罹患。
関節鏡（Arthroscope）　関節内を見るための機器。滑膜生検や損傷を受けた組織の修復などの小手術は関節鏡を用いて実施されることが多い。
関節内注射（Intra-articular injection）　クリニックで通常に関節に行う注射。超音波誘導で行われる場合がある。
関節癒合（Joint fusion）　いかなる方向にも関節を動かすことができなくなる癒合した関節。通常関節に骨橋が架かり，強直症といわれる。
乾癬範囲と重症度指数（PASI）（Psoriasis area and severity index（PASI））　発赤，厚み，乾癬のスケーリング，乾癬が罹患している体表面積を考慮した皮膚炎症の程度を測る計測法。
急性期反応（Acute phase reactant）　全身性の炎症が起きた時に変化する血中のタンパク質。たとえばC反応タンパク，赤沈，フェリチンなどが含まれる。これらは炎症の存在を検査するのに使われる。
強直（Ankylosis）　隣接する骨が破壊された後に癒合した状態。
虚血性心疾患（Ischaemic heart disease）　アテローム性動脈硬化症によって血管が狭まる心臓疾患の最も一般的なタイプ。
屈側部乾癬（Flexural psoriasis）　脇の下，鼠径部，殿裂などの湾曲に発症する乾癬の型。
血清反応陰性（Seronegative）　リウマトイド因子が陰性である個人。
赤沈（Erythrocyte sedimentation rate）　炎症の程度を反映する血液検査。
虹彩炎/ぶどう膜炎（Iritis/uveitis）　瞳孔の周りの黒目の炎症。
拘縮（Contracture）　関節が特定の部位で曲がり，まっすぐにできなくなる関節の変形。
好中球（Neutrophil）　初期の炎症の部位に主に見られる血液細胞。
骨膜炎（Periostitis）　骨を覆っている厚い膜である骨膜の炎症。骨から膜が剥離し，新しい骨を形成することもある。
催奇形性（Teratogenic）　妊婦に投与すると胎児に害を及ぼす薬剤。
サイトカイン（Cytokine）　炎症を誘発する免疫細胞によって産生されるタンパク質。TNF-αとインターロイキンはサイトカインの実例である。
自己抗体（Autoantibody）　自分自身を抗原と見なし攻撃する免疫組織

によって産生されるタンパク質。自己免疫疾患を導く破壊を引き起こす。

自己免疫疾患（Autoimmune disease） 免疫細胞がタンパク質や体の器官を異物と見なして攻撃する。主に免疫組織の機能不全によって引き起こされる疾患。これらの疾患には特定の器官に限定される疾患（たとえば橋本甲状腺炎）と，多数の器官を攻撃するもの（たとえば全身性エリテマトーデス，関節リウマチ）がある。

縦断的コホート観察（Longitudinal observational cohort） 非常に多くの被験者が，様々な臨床症状，臨床経過と結果を，典型的には何10年間という長い期間にわたり観測される研究方法。

腫瘍壊死因子（TNF）（Tumour necrosis factor（TNF）） 炎症に関係する免疫細胞によって産生される因子。

少数関節型（Oligoarticular pattern） 常に体の両側の同じ関節とは限らず，4ヵ所以下の関節が罹患する乾癬性関節炎のパターン。

尋常性乾癬（Psoriasis vulgaris） 体のいろいろな部位に赤い湿疹が現れる乾癬。

靱帯棘（Syndesmophyte） 椎体の間の椎間板の外層に骨が形成されること。

脊椎炎（Spondylitis） 脊椎，仙腸関節を含む脊椎関節の炎症。

脊椎炎型（Spondylitis pattern） 脊椎関節の関節炎が主な症状発現である乾癬性関節炎のパターン。

脊椎関節（Spinal joint） 脊椎の関節と骨盤の仙腸関節。

仙腸関節（Sacroiliac joint） 骨盤の後ろを形成する仙骨と腸骨の間にある関節。

仙腸関節炎（Sacroiliitis） 仙腸関節の炎症。

爪床肥厚症（Subungual hyperkeratosis） 爪床が厚くなること。

足底腱膜（Plantar fascia） 踵の骨に付着する足底にある腱。

脱髄（Demyelination） 脳や脊髄の内側にある神経を覆っているミエリンが喪失した状態。侵された神経の機能消失に陥る。

多発関節型（Polyarticular pattern） 5ヵ所以上の関節が罹患する乾癬性関節炎のパターン。

多発性硬化症（Multiple sclerosis）　脳や脊髄の様々な部位における脱随症状の発現による疾患。

単一遺伝性疾患（Simple genetic disease）　重要なタンパク質をコード化する遺伝子において，突然変異によって引き起こされる疾患。大抵幼児期に認識される病気を引き起こす。例としてはフェニルケトン尿症，膿疱性線維症，鎌状赤血球症などが含まれる。

爪陥凹（Nail pitting）　乾癬患者にしばしば起こる爪にできる小さなへこみ。

爪剥離症（Onycholysis）　爪が爪床から離脱すること。

T 細胞（T cell）　様々な異物抗原に対する免疫反応を仲介する免疫システムによって産生される細胞の型。

滴状乾癬（Guttate psoriasis）　涙のように見える小さな皮膚病変を伴う乾癬の型。

動揺関節（Flail joint）　すべての方向にぐらぐらになってしまう関節の状態。通常，関節の破壊が原因で発症し，関節が緩む。

尿道炎（Urethritis）　膀胱から体外に尿を排出する管である尿道の炎症。

膿疱性乾癬（Pustular psoriasis）　皮膚に膿を持った皮疹が現れる乾癬のタイプ。この種の乾癬は手のひらや足の裏だけではなく，さらに広範囲に発現する。

破骨細胞（Osteoclast）　骨吸収や骨の再構成に関係する細胞。

皮下注射（Subcutaneous injection）　通常太腿や腹部の皮下の組織に行う注射。

非対称性分布（Asymmetric distribution）　両側の同じ関節には罹患しない末端における関節炎の分布。

複合遺伝性疾患（Complex genetic disease）　環境的要因が遺伝的要因に作用して引き起こされる疾患。人間のほとんどの疾患は複雑な遺伝的疾患と考えることができる。

付着部炎（Enthesitis）　腱が骨に付着する部位の炎症。

プラセボ（Placebo）　薬理学的には不活性である薬物試験に使われる薬。研究対象である活性薬の効果を比較するために使われる。

マクロファージ（Macrophage）　特に慢性炎症の組織に見られる炎症性

細胞。

末梢関節（Peripheral joint）　末端の関節。

無血管性骨壊死（Avascular necrosis of bone）　特に股関節の血流が不足することで，骨やその周りにある軟骨の破壊が引き起こされるステロイド療法の合併症。

ムチランス型関節炎（Arthritis mutilans）　手足の指の短縮，破壊を導く高度に破壊的な型の関節炎。ムチランス型関節炎は乾癬性関節炎の典型であるが，幸いなことにまれである。

免疫抑制剤（Immunosuppressant）　免疫システムを抑制する薬剤。感染症あるいは時に癌にかかりやすくなる。

リウマトイド因子（Rheumatoid factor）　関節リウマチの患者では85％以上に現れる血中のタンパク質。乾癬性関節炎の患者では15％以下である。

リガンド（配位子）（Ligand）　免疫学的な活性や抑制のために，他の分子と結合する必要がある細胞表面の分子。

索　引

【和文索引】

あ

アキレス腱　7, 37, 145
アキレス腱炎　72
悪性腫瘍　81, 110
アザチオプリン　77, 116
アスピリン　74
亜脱臼　88, 90, 145
アダリムマブ　80, 83, 116
圧痛　104, 105
アテローム性動脈硬化症　44
アルファセプト　82, 117
アレファセプト　30

い

医学研究36項目短形健康調査（SF-36）　43
医師グローバル評価　99
一塩基遺伝子多型性（SNPs）　114
遺伝学　112
遺伝関連研究　26
遺伝子関連研究　145
遺伝子連鎖（リンケージ）研究　145
遺伝的要因　24, 25, 118, 120
遺伝的連鎖解析　26

イブプロフェン　74
医療短縮型調査36（SF-36）　63
インターロイキン-1（IL-1）遺伝子　29, 114
インターロイキン-23（IL-23）　29
インドメタシン　74
インフリキシマブ　79, 83, 116
インフリキシマブ多国籍乾癬性関節炎コントロール試験（IMPACT）　79

え

エタネルセプト　80, 83, 116
エトレチナート（レチノイン酸誘導体）　78
エピジェネティック因子　26, 145
エファリズマブ　82, 117
エファルジマブ　30
エリテマトーデス　44
遠位関節炎　106
遠位関節型　8, 145
炎症性関節炎　1, 4, 19, 35, 54, 61, 68, 85, 94, 107
炎症性腸疾患　7, 30, 42, 116, 145
炎症性腸疾患と関連がある関節炎　21

お

欧州リウマチ学会(EULAR) 123

か

角質増殖症（角化症） 59
家族研究 25, 112
家族歴 57, 58, 59, 101
活動関節数 15, 42, 43, 57, 66, 92, 109, 145
滑膜切除術 89, 92, 145
可動域運動 70
ガドリニウム，造影剤 52
カナダ脊椎関節炎調査協会（SPARCC） 124
鎌状赤血球症 25
癌 63, 101
肝機能 43, 76, 83
環境的要因 24, 29
患者教育 68
関節リウマチ 1, 19, 21, 22, 27, 30, 34, 38, 42, 44, 46, 54, 55, 56, 69, 104, 105, 116, 120
乾癬患者会組織国際連盟（IFPA） 125, 131
乾癬・乾癬性関節炎研究グループ GRAPPA 66, 98, 99, 119, 123, 126, 127, 131
乾癬教育調査センター（PERC） 100
乾癬性関節炎の死亡率 32, 44, 100, 110
乾癬性関節炎の生存率 110, 130
乾癬性関節炎のパターン 8, 38
乾癬性関節炎の分類基準（CASPAR） 1, 9, 16, 58, 59, 107
乾癬性関節炎の有病率 5, 6, 14, 25, 41, 120
乾癬性紅皮症 40
乾癬範囲と重症度指数（psoriasis area and severity index：PASI） 15, 59, 99, 146

き

機能 64, 111, 127
急性期反応 146
急性期反応物質 43
強直性脊椎炎 21, 22, 38, 69, 92, 105
強直性脊椎炎評価グループ（ASAS） 124
虚血性心疾患 44, 146
キラー細胞免疫グロブリン受容体（KIR）遺伝子 27
金剤 78
筋力調整運動 70

く

屈曲拘縮 87, 90
屈側部乾癬 11, 12, 40, 146
クラスⅠ主要組織適合性複合体連鎖関連遺伝子A（MICA） 28
クロロキン 77, 115

け

経皮的電気神経刺激（TENS） 71
結核 81
血球算定 43
血球数 76
血清反応陰性 3, 21, 146
血清反応陰性脊椎関節炎 21, 22, 23
血清反応陽性 21
赤沈 57, 146
赤沈：ESR 43, 57, 89, 109
結膜炎 42
ゲノム 26, 112, 114
腱炎 37
腱滑膜炎 37
健康評価質問票（HAQ） 43, 64, 111

こ

抗TNF製剤 80, 81, 83, 116, 117, 131
高血圧 63, 75
虹彩炎 7, 146
高周波電流，ジアテルミー 71
拘縮 146
抗腫瘍壊死因子（抗TNF）製剤 79
好中球 44, 146
後天性免疫不全症（AIDS） 25
抗マラリア薬 77, 115
国際乾癬会議（IPC） 124

国立乾癬財団 14, 62, 63
骨新生 46, 47, 59
骨シンチグラフィー 53, 58
骨粗鬆症 75
骨膜炎 146
骨膜の反応 58
コメディカル（医療専門家） 95, **97**, 99
コンピューター断層（CT） 53

さ

催奇形性 76, 78, 146
サイトカイン 30, 31, 146
細胞間接着分子1（ICAM-1） 81
作業療法 **71**
サプレッサーT細胞 112
参加（participation） 61, 66

し

ジアテルミー（高周波電流） 71
指炎 6, 7, 10, 22, 32, 35, 36, 55, 56, 58, 59, 96, 99, 101, 121
視覚化アナログスケール 60
磁気共鳴画像法：MRI 52
軸性関節炎 21
シクロスポリンA 30, 78, 79, 83
ジクロフェナック 74
自己免疫疾患 25
疾患修飾性抗リウマチ薬（DMARDs） 73, 75

死亡リスク　110
重症度のマーカー　35, 46, 57
縦断的コホート観察　100, 103, 109, 118, 147
腫瘍壊死因子-α（TNF-α）　28, 147
腫瘍壊死因子-α（TNF-α）多型　114
受容体アクティベーター　30
症状修飾療法　73, 74
少数関節型　8, 106, 147
掌蹠膿胞症　81
ショーバー検査　59
腎機能　43, 83
心血管疾患　101
人工関節　53
人工関節置換術　90
尋常性乾癬　11, 12, 40, 41, 147
心臓疾患　126
心臓発作　63, 74, 130

す

睡眠障害　104
ステロイド　**74**, 83
スルファサラジン　76, 77, 78, 79, 83, 116
スルファニルアミドアレルギー　76

せ

生活の質（QOL）　43

生物学的製剤　73, **79**, 83, 84, 93, 116, 117, 120
世界保健機関（WHO）　66
脊椎炎　35, 106
脊椎炎型　8
脊椎関節炎　19, 38, 54
脊椎関節炎治療評価ネットワーク（SPARTAN）　124
線維筋痛症　104
全身性エリテマトーデス　42, 65
全身の痛み　104
仙腸関節　6, 21, 22, 49, 147
仙腸関節炎　49, 60, 147

そ

造影剤（ガドリニウム）　52
早期（若年性）脊椎関節炎　21
ソーセージ指　22, 35, 99, 101
足底腱膜　7, 37, 147
足底腱膜炎　72

た

第一度近親　10, 112
体重増加　75
高いコレステロール　130
脱臼　50, 52
脱髄　81, 147
多発関節型　8, 106, 147
多発性硬化症　65, 81, 148

ち

チーム医療　94, 95
竹様脊椎　35, 50
注射部位反応　81
超音波　52

つ

痛風　54
ツベルクリン反応　81
爪角化症　12
爪陥凹　2, 12, 13, 59, 148
爪乾癬重症度指数　59
爪剥離症　2, 12, 13, 59, 148
爪病変　10, 12, 15, 16, 41, 55, 58, 106, 107

て

低負荷運動　69
滴状乾癬　11, 12, 40, 148

と

疼痛計　104
糖尿病　63, 75, 101, 126, 130
動揺関節（flail joints）　6, 86, 88, 90, 148
突然死　50
特発性炎症性関節炎　21
ドプラー評価　52
トリアムシノロン　74
トロントウェスタン病院　105
トロント大学乾癬性関節炎クリニック　100
トロントの女子大学病院　100

な

ナチュラルキラー　27
ナプロキセン　74

に

尿酸（痛風）　20
尿道炎　7, 42, 148

ぬ

ヌクレオチド　114

の

脳卒中　74
膿疱性乾癬　11, 40, 148
嚢胞性線維症　25

は

白内障　75
破骨細胞　30, 31, 148
バネ指　37
ハプロタイプ　114
半関節形成術　91
反応性関節炎　21, 56

ひ

非ステロイド性抗リウマチ薬（NSAIDs）　**74**

ヒト化モノクロナール IgG1 抗体　82
ヒト白血球抗原（HLA）遺伝子　26
皮膚科学と性病学ヨーロッパアカデミー（EADV）　123
皮膚科生活の質指数（DLQI）　64
標準化死亡率（SMR）　110
疲労感　65, 104, 111
疲労感重症度スケール（FSS）　65, 66, 111
ピロリン酸カルシウム塩(偽痛風)　20

ふ

付着部炎　7, 9, 22, 32, 36, 37, 55, 96, 101, 107, 121, 148
ぶどう膜炎　7, 22, 42, 146
プライマリーケア医　95, 98, 121, 122
プラセボ　79, 80, 81, 82, 148
プロトンポンプ阻害薬　74

へ

米国国立乾癬機関　125
米国リウマチ学会　4, 119
米国リウマチ協会（ARA）　3, 119
閉所恐怖症　53
ペースメーカー　53
ペニシラミン　78

ヘルパー T 細胞　30, 31
変形性関節症　19, 54, 55
ペンシルインカップ変形　46, 48, 57

ほ

方形化　50
放射線同位元素（ラディオアクティブアイソトープ）　53
骨切り術　90

ま

マイコフェノール酸モフェチル　78
マクロファージ　44, 148
慢性肝臓疾患　42
慢性疾患治療法の機能的評価（FACIT）　66
慢性真菌感染症　81

み

ミソプロストール　74
未分化型脊椎関節炎　21

む

無作為化コントロール試験　15, 115, 116, 118
ムチランス型（破壊）関節炎　8, 38, 106, 149

め

メチルプレドニゾロン　74
メトトレキサート　75, 77, 78, 79, 83, 93, 115, 117, 131
メモリーT細胞　82
免疫学　112
免疫学的要因　29, 118
免疫不全ウイルス（HIV）　29
免疫抑制剤　77, 93, 149

や

薬物療法　**73**

ゆ

有害事象　76, 81
有酸素運動　**71**
油滴状爪　12, 13

よ

予測因子　108, 109, 110

ら

ラディオアクティブアイソトープ，放射線同位元素　53

り

リウマチ学米国アカデミー（AAD）　123
リウマチ学臨床試験における結果測定（OMERACT）　124
リウマトイド因子　1, 3, 4, 21, 32, 43, 57, 58, 149
リウマトイド因子陰性　10, 59, 107
理学療法　**69**
リガンド（配位子）　27, 28, 81, 149
リハビリテーション科　69
リンパ球機能関連抗原1（LFA-1）　81

れ

レイ（放射状）パターン　55
レチノイン酸誘導体，エトレチナート　78
レフルノミド　78, 83, 116, 117

【英文索引】

AAD，リウマチ学米国アカデミー　123
Abrar Qureshi　126
AIDS　29
AIDS，後天性免疫不全症　25
Alberti　119
Aliberti, Baron　1, 3
Alice Gottlieb　127
Annals of the Rheumatic Disease　123

Arthur Kavanaugh　125, 126

Baron Aliberti　1, 3
Bauer　3, 119

CASPAR基準　1, 10, 54, **58**, 59, 108, 122
CD8＋T細胞　30
Christopher Ritchlin　125, 126
COX-2（シクロオキシゲナーゼ-2）阻害薬　74
CRP，C反応タンパク　43, 57, 89, 109
CT，コンピューター断層　53

Dafna Gladman　100, 101, 102, 103, 122, 125, 127
dikkopf-1　31
DLQI，皮膚科生活の質指数　64
DMARDs，疾患修飾性抗リウマチ薬　73, 75, 78, 83, 84

EADV，皮膚科学と性病学ヨーロッパアカデミー　123
ESR，赤沈　89
EULAR，欧州リウマチ学会　123

FACIT-疲労感スケール　60, 66, 111
FACIT，慢性疾患治療法の機能的評価　66
flail joints，動揺関節　86

FSS，疲労感重症度スケール　65, 66

Gladman，Dafna　100, 101, 102, 103, 122, 125, 127
GRAPPA，乾癬・乾癬性関節炎研究グループ　66, 98, 99, 119, 123, 126, 127, 131

h-1径路　30
H2ブロッカー　74
HAQ，健康評価質問票　60, 64, 65
Henning-Wulf Boehncke　126
HLA-B13　26
HLA-B27　21, 109, 113
HLA-B38　27
HLA-B39　27, 109
HLA-B57　26
HLA-B7　113
HLA-Cw6　27, 113
HLA-DQw3　109
HLA-DR7　27, 109, 113
HLA抗原　109, 145

ICAM-1，細胞間接着分子1　81
IL-1（インターロイキン-1）　30
IL23遺伝子　30, 114
IMPACT，インフリキシマブ多国籍乾癬性関節炎コントロール試験　79
IMPART　98

James T. Elder　127
Journal of Rheumatology　124

Kenneth Gordon　125

LFA-1, リンパ球機能関連抗原1
　81

Mark Lebwohl　125
Moll　3, 7, 38, 121
Mona Stahle　125, 127
MRI　58, 60

NF-κB リガンド（RANKL）
　30
NK-T細胞　27
NK細胞　27, 28
NSAIDs, 非ステロイド性抗リウ
　マチ薬　**74**, 83, 93

Oliver FitzGerald　126
ORACLE データベース　102

participation, 参加　61, 66
PASI（乾癬範囲と重症度指数）
　スコア　15, 59, 78, 79, 80, 82
PERC, 乾癬教育調査センター
　100
Philip Helliwell　122, 127
Philip Mease　122, 125, 126
Proton Rahman　127

QOL（生活の質）　61, 63, 68, 71,
　72, 78, 80, 84, 92, 97, 102, 105,
　110, 111, 125, 127

Ricky Kanee Schachter　100

SF-36, 医療短縮型調査36　60,
　63

TENS, 経皮的電気神経刺激　71
Th-1　31
Th-17　30, 31
the Journal of Investigative
　Dermatology　126
TNF-α（腫瘍壊死因子-α）　30,
　80
TOPAS試験　116
T細胞　82, 148
T細胞製剤　117
T細胞療法　81

Verna Wright　3, 120

WHO, 世界保健機構　66
William Tayor　122
wnt信号径路　31
Wright, Verna　3, 7, 38, 120, 122

X線　45, 52, 59, 85, 86, 92, 94,
　105, 109

訳者あとがき

　2008年11月に「the FACTS / 強直性脊椎炎」という本が出版された。この本は篠ノ井総合病院リウマチ膠原病センター長 浦野房三先生を始め，新興医学出版社の方々のお力添えに，さまざまな偶然がホロスコープを形成する星の配列のように結集し実現したものだった。私はこの本の校正過程で，時々奇妙な感覚に囚われることがあった。それは，「私が脊椎関節炎という認知度が低い病気に罹り，the FACTS / Ankylosing Spondylitis (the FACTS / 強直性脊椎炎の原書) に出会い，その本を翻訳するようになったことは，あらかじめ私の人生に定められていた運命だったのではないか」というものである。

　果てしなく無限に広がる宇宙空間に，たった一つだけ信じられないほど多種多様な生命活動が繰り広げられている奇跡の星，「地球」で，日々苦悩し，悪戦奮闘する人間一人一人の人生を，将棋の駒のように操る者がもし存在するとしたら，私はこの仕事をするために配置されていたのかもしれない。今振り返ってみれば，病名がわからずに膠原病関係の多くの本を読んでいたこと，ただならぬ病気だという予感から検査データや病気の新聞記事などをファイルしてきたことなどのすべてが，その本を作成する伏線になっていたような気がする。私は決して運命論者でもなければ，特定の宗教に帰依しているわけでもない。様々なものの影響は否めないとしても，どちらかというと，「すべてにおいてニュートラルな状態でいたい」と考えている人間である。にもかかわらず私には確かにそう思えた。これは実に非論理的で，ばかげた着想と一笑されるかもしれないが，人の行動のモティベーションが常に論理的である必要はない。私は自らを勝手に「アマチュア・脊椎関節炎伝道師」と位置づけ，次の翻訳に取りかかることにした。

　乾癬性関節炎は乾癬という皮膚疾患に関連して発症する脊椎関節炎の一つである。本書にも扱われているが，乾癬性関節炎の患者は乾癬という皮

皮疾患だけでもQOLがいちじるしく減退する上に，さらに広範囲の関節炎に苦しめられる．つまり乾癬性関節炎の患者は皮膚疾患と関節炎という二重の苦しみに苛まれるということになる．さらにこの本の8章に，「乾癬を患う患者は人に乾癬を見られた時，心が動揺した．」という記述がある．乾癬もしくは乾癬性関節炎の患者は，病気そのものの苦しみの他に，他人の心ない視線や言葉，場合によっては真に不条理な，いわれなき偏見とも心理的に戦わなければならない．乾癬性関節炎の型の中には，まれではあるが，非常に破壊が激しいムチランス型関節炎というものもある．さらに乾癬性関節炎（乾癬単独でも）には命を脅かすリスクがある．このようなことから推測するに，患者の置かれた状況がいかに厳しいものであるかが想像できる．

而して日本でこの病気の実体が正確に把握されているといえるだろうか．ある有名な女優さんが，乾癬性関節炎の一種である掌蹠膿疱症性骨関節炎に罹り，なかなか病名がわからず大変苦労された話は記憶に新しい．世界でさえこの病気に対する認識は20世紀の後半に始まったばかりである．そう考えると，日本において乾癬性関節炎の恐ろしさや患者が置かれている状況の厳しさが正しく認識され，適切に対処されているとは言い難いことが推察される．2009年2月20日の東京（中日）新聞によると，日本においても乾癬患者は約10万人いると言われ，乾癬患者についても生物学的製剤の承認を求めて患者が署名活動を展開しているとあった．乾癬性関節炎に進行する患者が乾癬患者の約30％と考えると，日本でも少なくとも3万人前後の乾癬性関節炎の患者が存在することになる．患者の立場からすれば，生物学的製剤の副作用も非常に気になるところだが，症状が厳しい人にとっては確かに福音であり，根治療法がない限り，病気の症状と効果的な薬とその副作用の狭間で，上手にバランスを取るという選択肢しか今の所残されていない．この疾患は関節リウマチなどに比べて，痛みが強く知覚されず，知らぬ間に病気が進行している可能性があるらしい．また，重症の乾癬患者だけに関節炎が現れるとは限らず，乾癬が関節炎の後に発現する場合もあるという．軽い乾癬だといっても，関節炎のチェックは必ず実行される必要がある．

この本の原書は2009年1月にオックスフォード・ユニバーシティ・プレス

より発行され，乾癬性関節炎に対する世界最新の取り組みや病気についての最新情報が記されている．本書により乾癬性関節炎の真の姿が明らかになり，日本の乾癬もしくは乾癬性関節炎の患者を取り巻く環境が少しでも改善されるようになることを希望してやまない．さらには，リウマチ医と皮膚科医を中心とするチーム医療が確立され，より合理的な医療体制が整う日が来ることを期待したい．

　私自身，脊椎関節炎という病気になってからは，次男と蝶や蛾の珍品を求めて野山を徘徊する，ちょっと怪しい野生的アウトドア生活は一変し，関節の痛みや疲労感から，行動範囲は極端に狭まり，QOLはいちじるしく減退したと言えるだろう．しかし「第2次世界大戦下の強制収容所アウシュビッツで，最後まで生き残ったユダヤ人は希望を失わなかった人達である．」と心理学者フランクルが名著「夜と霧」で記しているように，人は精神の自由と，美しきものに敏感な感性と，若干の a $sense$ of $humor$ を失わない限り，楽しみや希望を見いだすことができるような気がする．大好きな音楽とおいしい珈琲と一冊の本さえあれば，それだけで空想の世界に遊ぶこともできる．ここ安曇野からは素晴らしいアルプスが見える．季節の移ろいの中で，日々違う表情を見せてくれる山の風景を眺めるだけでも，心満たされ，充分幸せな気分になれる．我ながらつくづく単純で安上がりな人間だと思う．

　いわゆる難病と呼ばれる出口の見えない病気に苦しむ人の多くは，漠然とした将来に対する不安を抱えている場合が多い．それはある意味当然のことであり，さらに「何で自分だけがこんな病気になったのか」と自分の運命を呪い，嘆き悲しむ．もちろん私自身もその例外ではなく，どうしようもない不安に苛まれる日々も経験してきた．しかしどんなに嘆いても，変えられない運命もある．であるならば，充分涙を流した後には，失恋した時のように失ったものに執着し続けるのは止めて，その運命を素直に受け入れ，ギアを思い切りシフトして，方向転換を図り，与えられた状況の中で自分なりの幸せを新たに追求することが得策ではないだろうか．こんなことを申し上げると，大変深刻な状況にある人から叱責の言葉を浴びるかもしれないが，現実を受け入れる勇気が，新たな未来の扉を開くということもまた真実であろうと思う．

最後にご自身の執筆と，第19回日本脊椎関節炎研究会（2010年からは学会）長野大会の会長として準備に大変お忙しい中，再び翻訳の監修を引き受けてくださった浦野房三先生と，1冊ならず2冊も，私の翻訳を世に出してくださった新興医学出版社林峰子社長はじめ，社員の皆様に心からの感謝を捧げる。そして病気に苦しむ多くの患者さんに同じ仲間として，私のつたない詩を送りたい。そして堂々と胸を張り，共に一度だけの大切な人生を歩んでいこう。負けないで，諦めず，凛として…。

　　　　　　　　あなたが流した涙は
　　　　　　　　純に燦めくダイヤに換えて，
　　　　　　　　いつか誰かにあげましょう。

　　　　　　　　あなたの心が今，
　　　　　　　　真っ赤な血を流がしているのなら，
　　　　　　　　深紅に輝くルビーに換えて，
　　　　　　　　いつか誰かに捧げましょう。

　　　　　　　　あなたの今の悲しみは，
　　　　　　　　幸せのための前奏曲（プレリュード）。

　　　　　　　　人の痛みを知ることは，
　　　　　　　　何より尊いことだから。

　　　　　　　　あなたの病の苦しみは，
　　　　　　　　神さまからの伝言（メッセージ）。

穢れなき赤子の心を抱き寄せて，
裸の自分と向き合う時間。

豊かな時空の只中で，
蝶を夢見るさなぎのように，
あなたは静かに生まれ変わる。
そしてきっと気づくでしょう。

幸せの本当の意味と
かけがえのない自分自身に。

2010年　田島彰子

（原著者紹介）Dafna Gladman
トロント大学内科学教授
リウマチ性疾患におけるHLA抗原など遺伝学が専門である。特に乾癬性関節炎に成果を上げている。1978年にトロント大学乾癬性関節炎クリニックを設置し、乾癬性関節炎の縦断的経過観察は世界最大規模である。乾癬および乾癬性関節炎国際研究グループ（GRAPPA）も設立した。

Vinod Chandran
トロント大学乾癬性関節炎クリニック，リサーチフェロー。

（監修者紹介）浦野 房三
長野県厚生連篠ノ井総合病院リウマチ膠原病センター
リウマチ膠原病センター長　兼　リウマチ科部長
和歌山県立医科大学医学部卒業
米国ケース・ウェスタン・リザーブ大学リウマチ科留学
日本リウマチ学会評議員
日本脊椎関節炎学会理事
日本線維筋痛症学会理事
主な著書「症例から学ぶ脊椎関節炎」（単著），「臨床医のための線維筋痛症」（単著），「the Facts 強直性脊椎炎」（監修），ほか

（訳者略歴）田島 彰子
早稲田大学第一文学部仏文科卒
長野清泉女学院高等学校英語教師等を経て，現在夫と4人の子供と共に安曇野市に在住
三郷昆虫クラブに所属
「the FACTS 強直性脊椎炎」を翻訳

©2010　　　　　　　　　　　　　第1版発行　2010年5月3日
（定価はカバーに表示してあります）

乾癬性関節炎

監　修　　浦　野　　房　三
訳　者　　田　島　　彰　子

発行者　　　　　服　部　治　夫
発行所　　　株式会社 新興医学出版社
〒113-0033　東京都文京区本郷6丁目26番8号
電話　03（3816）2853　　FAX　03（3816）2895

印刷　株式会社 藤美社　　ISBN978-4-88002-805-7　　郵便振替　00120-8-191625

- 本書の複製権・上映権・譲渡権・公衆送信権（送信可能化権を含む）は株式会社新興医学出版社が保有します。
- JCOPY〈（社）出版者著作権管理機構 委託出版物〉
  本書の無断複写は著作権法上での例外を除き禁じられています。複写される場合は，そのつど事前に（社）出版者著作権管理機構（電話 03-3513-6969、FAX 03-3513-6979、e-mail: info@jcopy.or.jp）の許諾を得てください。